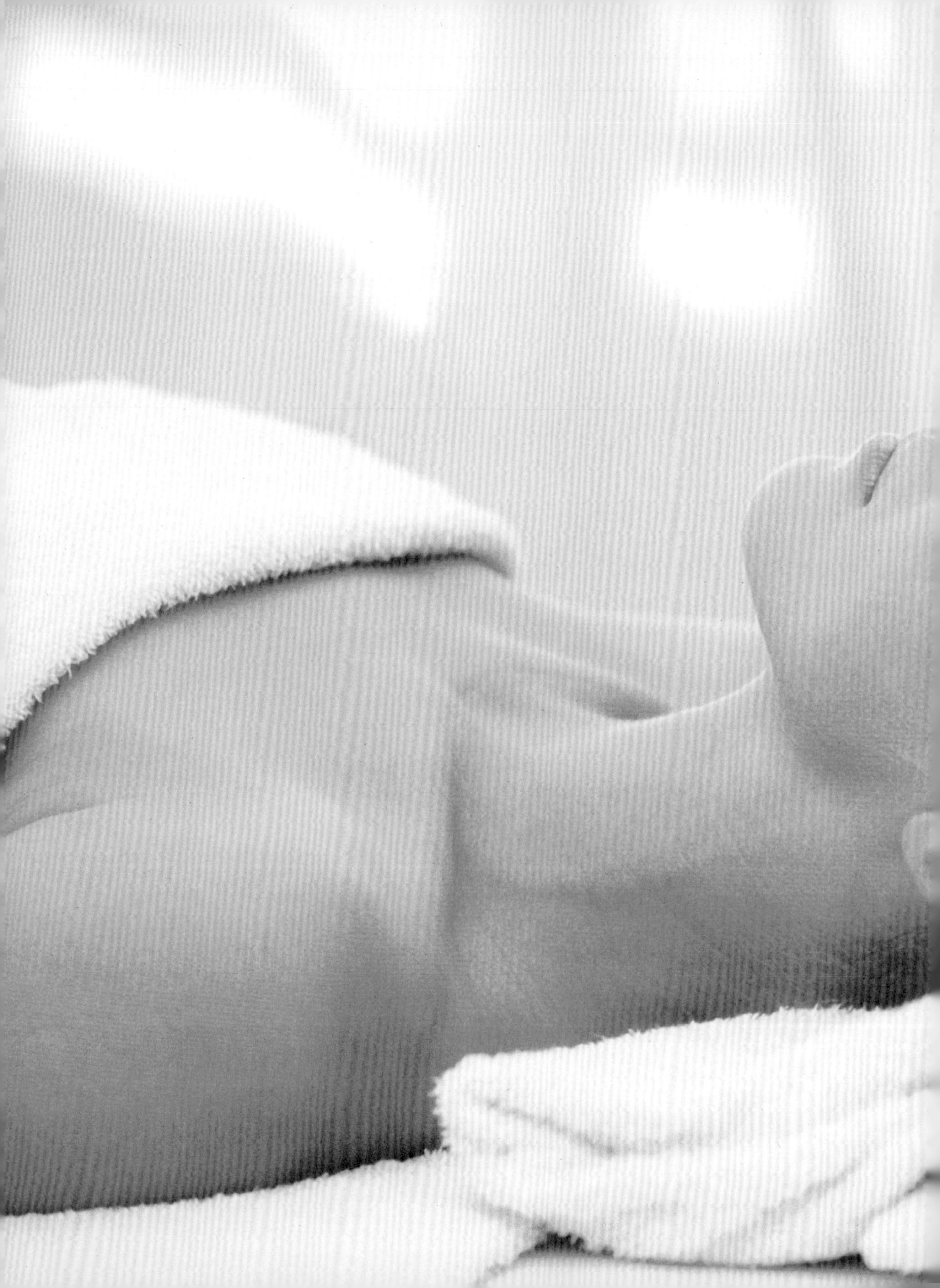

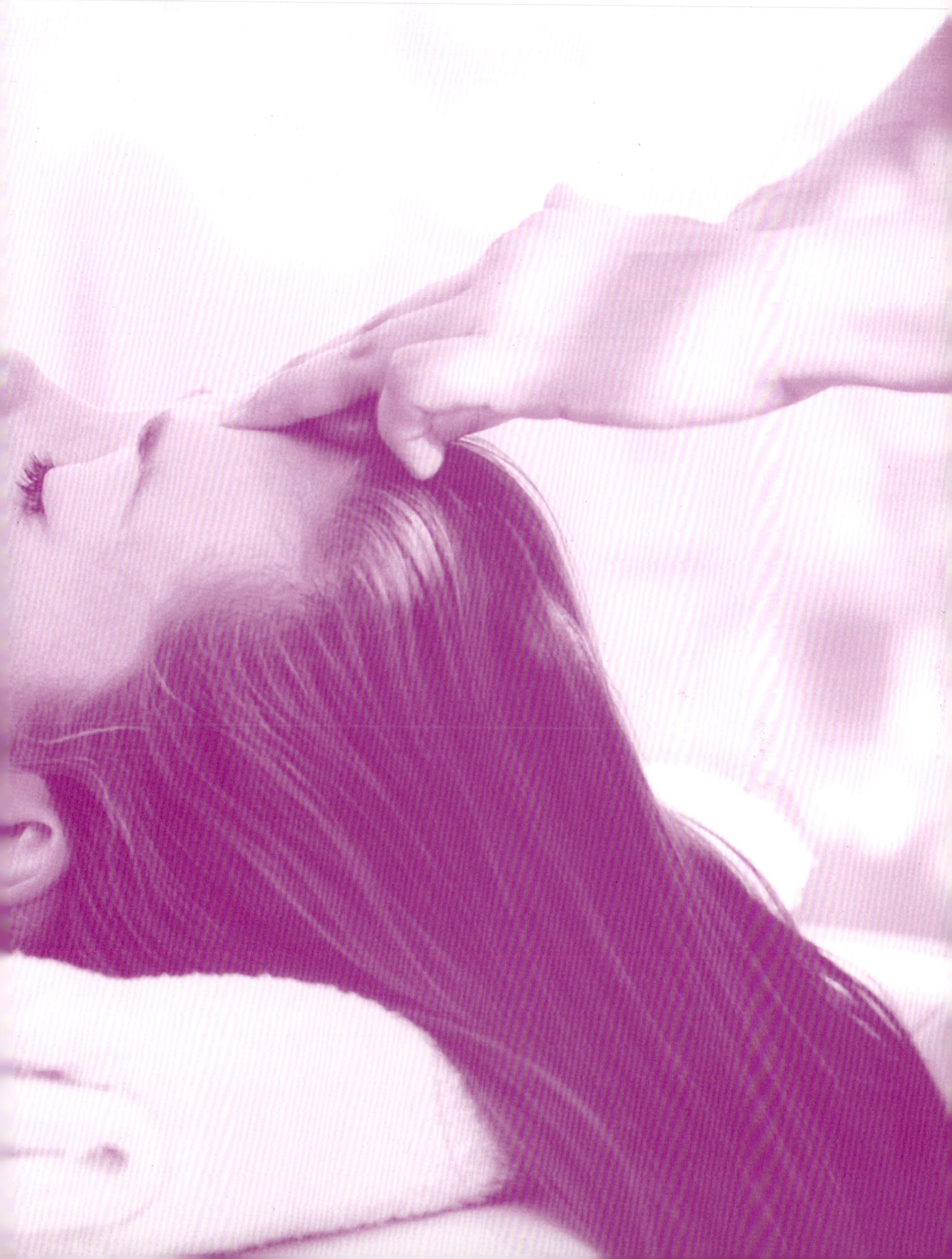

머리말

스파는 여행이고 여행은 곧 우리의 삶입니다. 그러므로 스파는 삶입니다. 스파는 여행을 떠나는 사람들처럼 설레는 마음으로, 좋은 추억을 남겨가는 과정이라고 할 수 있습니다. 건강한 정신과 건강한 육체 그리고 건강한 영혼이 바로 스파 의식입니다. '물을 통한 건강'으로 해석되는 스파(SPA)라는 단어를 무어그리 철학적 해석으로 어렵게 말하나 할지 모르겠으나 2004년 스파를 처음 만난 이후 지난 10여년간 느낀 필자의 소견입니다. 스파는 단순히 물이 아니라 자연의학 전체를 아우르는 것으로 이해하는 것이 맞지 않나 생각합니다.

스파마사지는 스파 프로그램 중 단연 으뜸으로 꼽는 수기요법을 말합니다. 터치(Touch)만으로 힐링이 되는 것 같지 않습니까? 인체의 생리, 골격과 근육, 자세와 습관에 따른 통증에 대한 이해를 바탕으로 한 실기테크닉이 고객에게 터치로 전달되는 것이 스파마사지라 할 수 있습니다.

이 교재는 스파마사지의 기본이 되는 3가지 터치기술을 익힐 수 있도록 구성하였습니다. 많은 스파테라피스트들에게 도움이 되었으면 하는 바람이며, 저작료 일부는 장애우들의 후원금으로 쓰여질 것입니다. 이것은 처음 이 교재를 기획할 때 도움주신 분들과 한 약속이었습니다. 스파를 사랑하고 스파를 여행할 수 있는 것에 늘 감사하며 더욱 정진하여 부족함을 채우고 나눌 수 있도록 노력하겠습니다.

어려운 과정을 거쳐 세상에 나올 수 있도록 도움주신 모든 분들께 머리 숙여 감사의 인사를 전합니다.

스파 여행자
전미란

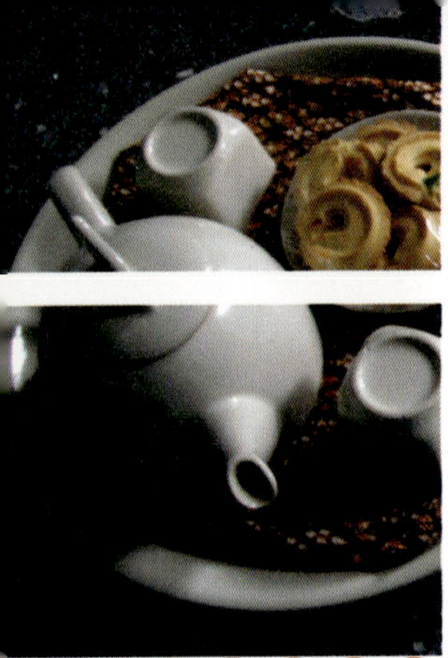

차례

Ⅱ 머리말 /3

PART Ⅰ SPA story

스파마사지를 위한 준비 / 8
마사지테라피란? / 14
마사지 방법 / 15
일반적인 마사지테라피 금기 사항 / 16

1. 전통 마사지의 종류 / 17
2. 이완 마사지의 종류 / 20
3. 치료 마사지의 종류 / 22

PART Ⅱ 아시안 터치를 위한 준비

아시안 터치의 정의 / 29

1. 한국 : 경락, 경혈 / 30
2. 일본 : 시아추 / 36
3. 태국 : 타이마사지 / 37

아시안 터치의 효과 / 38
아시안 터치의 테크닉 구성 / 41

Contents

PART Ⅲ 유럽피안 터치를 위한 준비

유럽피안 터치의 정의 / 67

1. 스웨디쉬 마사지 / 68
2. 딥티슈 마사지 / 69

유럽피안 터치의 효과 / 69

유럽피안 터치의 테크닉 구성 / 70

PART Ⅳ 스톤 터치를 위한 준비

스톤 터치의 정의 / 79

역사적 배경 및 유래 / 80

스톤 터치의 효과 / 81

스톤에 대한 이해 / 84

스톤 터치의 테크닉 구성 / 92

참고 문헌 /109

찾아 보기 /110

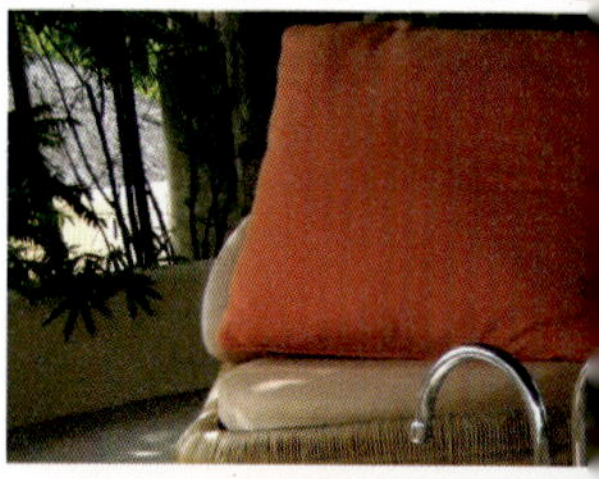

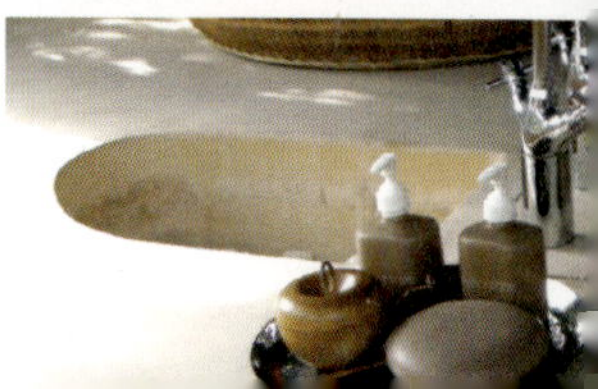

PART Ⅰ

SPA STORY

스파이야기

'SPA'의 어원은 정설은 없으나 크게 두 가지 유래가 전해진다. 첫 번째 알려진 스파(SPA)의 기원은 18세기 스파우(SPAU)라는 벨기에의 작은 마을 이름에서 유래되었다. 이 마을은 치유효과가 있는 광천수가 곳곳에서 뿜어져 나오는 지역으로 많은 사람들이 방문하여 다양한 질병과 신체적인 문제들을 치료하기 위해 온천수를 자주 이용하였다고 한다.

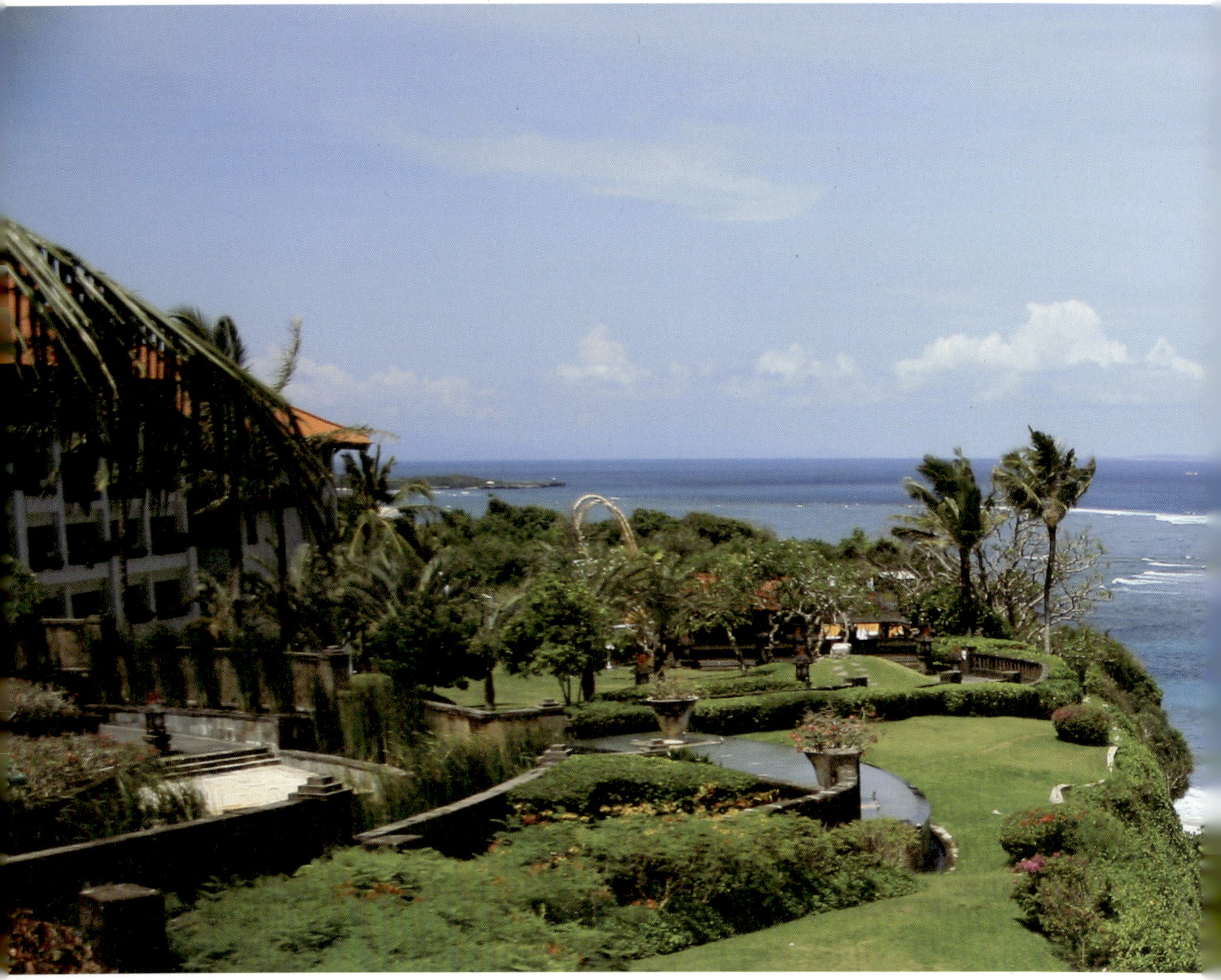

두 번째 전해오는 스파의 기원은 라틴어 Salus Per Aquae의 대문자 SPA에서 유래되었다는 설이다. 라틴어로 'Salus은 건강'이란 뜻이고 'Per은 경유'이며 'Aque은 물'이란 뜻으로 물을 통한 건강 추구라는 뜻이 된다. 두 가지 모두 물과 치유라는 의미를 포함하고 있다.
따라서 온천이나 사우나를 'SPA'라고 부르는 개념은 고대적 정의라 할 수 있고 현대적인 의미의 스파는 물, 영양, 터치, 에스테틱, 움직임(운동), 기후와 문화 등 다양한 요소를 포함하고 있다고 할 수 있다. 최근의 스파는 건강한 라이프 스타일을 요구하는 사람들에게 총체적인 수준의 자연 요법과 건강 관리를 제공하는 공간이라 말할 수 있겠다.

미래의 스파는 일정한 장소에서 이루어지는 치유 과정이 아니라, 시간과 공간을 초월하여 건강하고 아름다운 자신을 찾아가는 일련의 과정을 의미하며, 무한한 가능성을 지닌 산업으로 발전할 것이다.

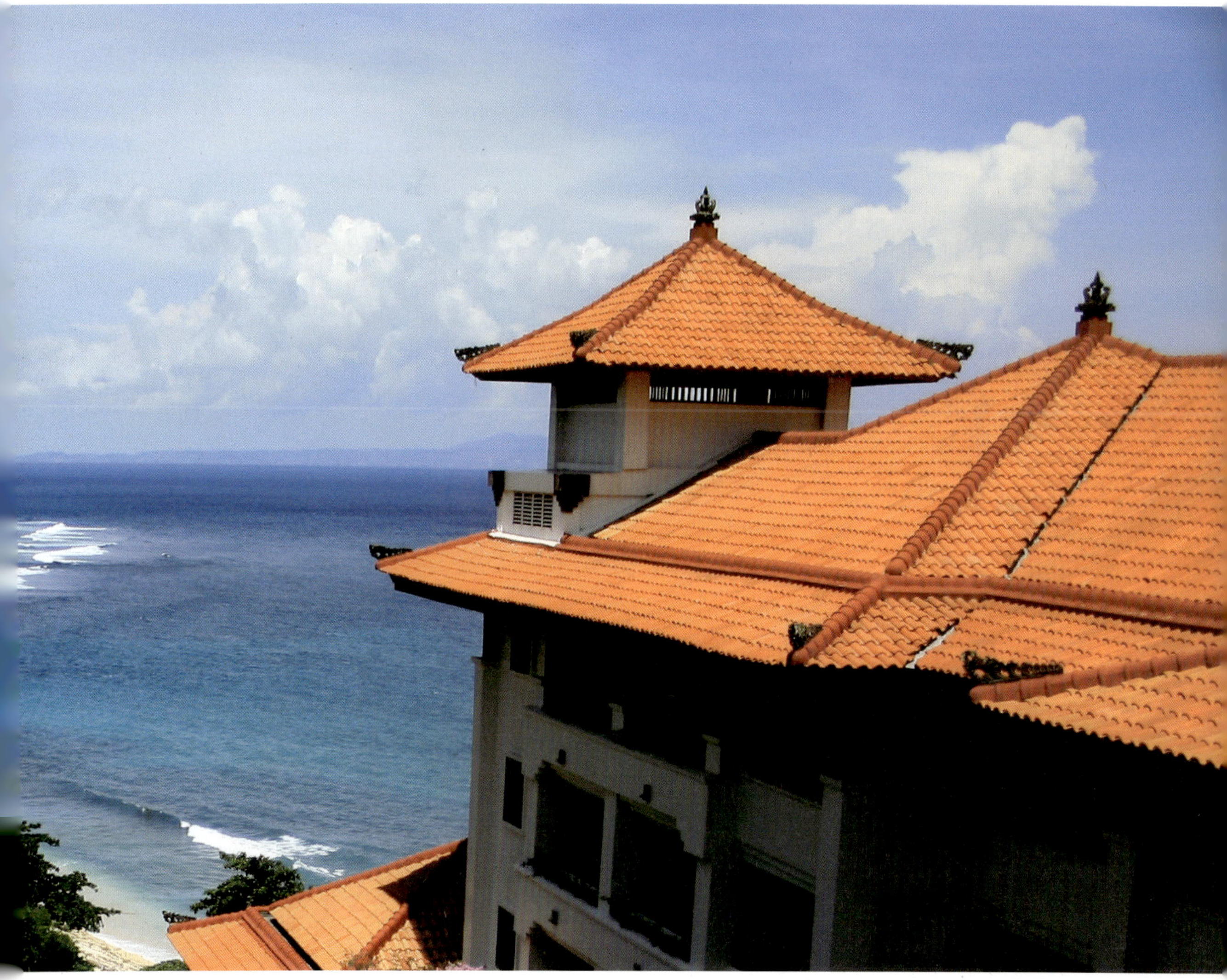

READY FOR SPA MASSAGE

스파마사지를 위한 준비

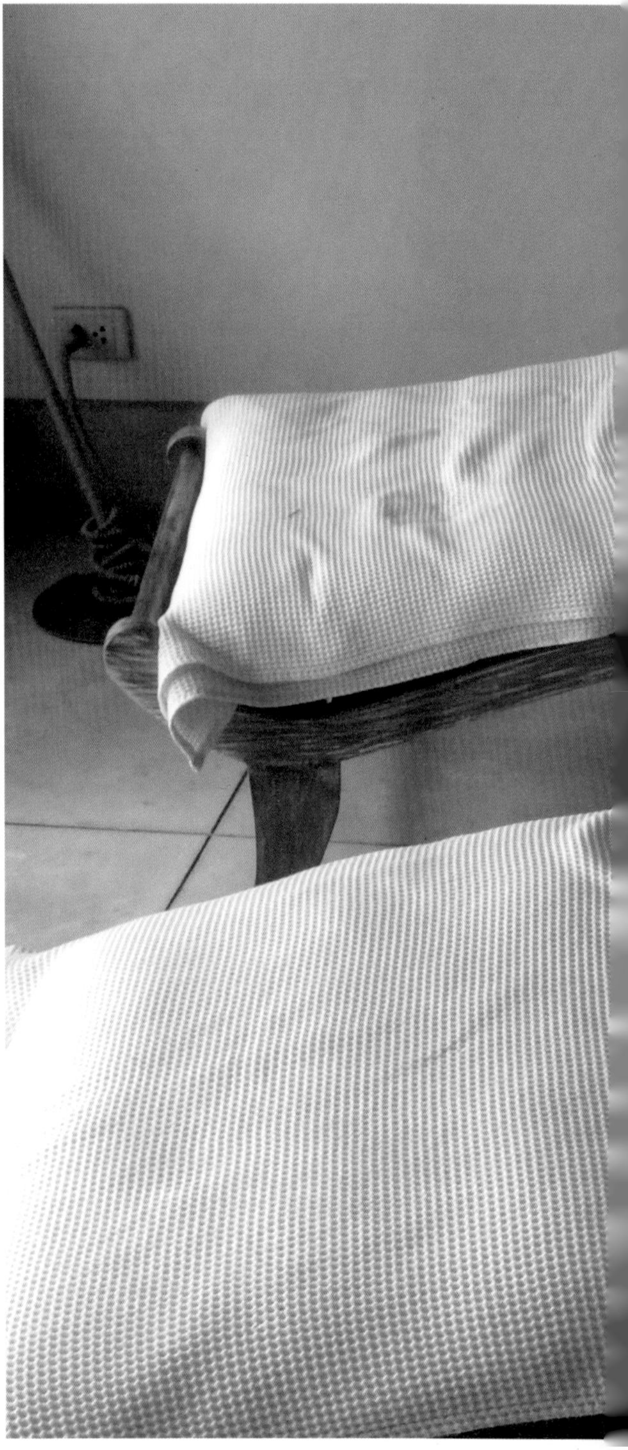

1. 조명

심리적인 안정을 위한 조명은 은은할수록 도움이 되므로 형광 불빛보다 노란 불빛이 적합할 수 있다. 스파에 촛불이 가장 많이 추천되는 이유이다.

스파에서 약간 어두운 듯한 조도는 중요하지만, 공간에 따라 급격한 조도의 차이는 불안감을 조성할 수 있으니 유념해야 한다.

- 데이스파에서 고객을 맞이하는 장소, 이동하는 공간, 옷을 갈아입는 공간과 마사지를 받는 공간 등 순차적으로 조도를 조절하는 센스가 필요하다.
- 최근 빨강, 파랑, 초록 등 컬러테라피를 응용하는데, 넓은 공간에는 자칫 화려함으로 편안함을 깰 수 있다. 하이드로테라피 룸, 개별 테라피 룸으로 맞춤 테라피가 가능한 작은 공간에는 적합하다.
- 아로마 버너(발향기)를 이용한다면 향기와 조명의 두 마리 토끼를 잡을 수 있다.

2. 음악 또는 소리

음악으로 치유되는 순간은 일상에서도 종종 만나는데, 스파에서의 음악은 이보다 좀 더 특별한 의미를 갖는다. 고객은 심신이 편안한 상태에서 휴식하기를 원하므로 리듬이 뚜렷하거나 쉽게 기억되는 음률은 적합하지 않다.

오픈도어 밖의 파도소리, 바람소리, 새소리 등등이 어우러져 사운드테라피 효과를 줄 수 있다. 동화 속에 머무는 듯한 이러한 순간은 휴식뿐만 아니라 잊지 못할 경험으로 영원히 간직될 것이다.

- 리듬이 없는 자연의 소리 (바람, 파도, 새소리 등)
- 자연악기로 연주된 느리고 부드러운 음률의 음악
- 좋은 소리를 전달하는 것 못지 않게 나쁜 소리를 없애는 것이 무엇보다 중요하다.

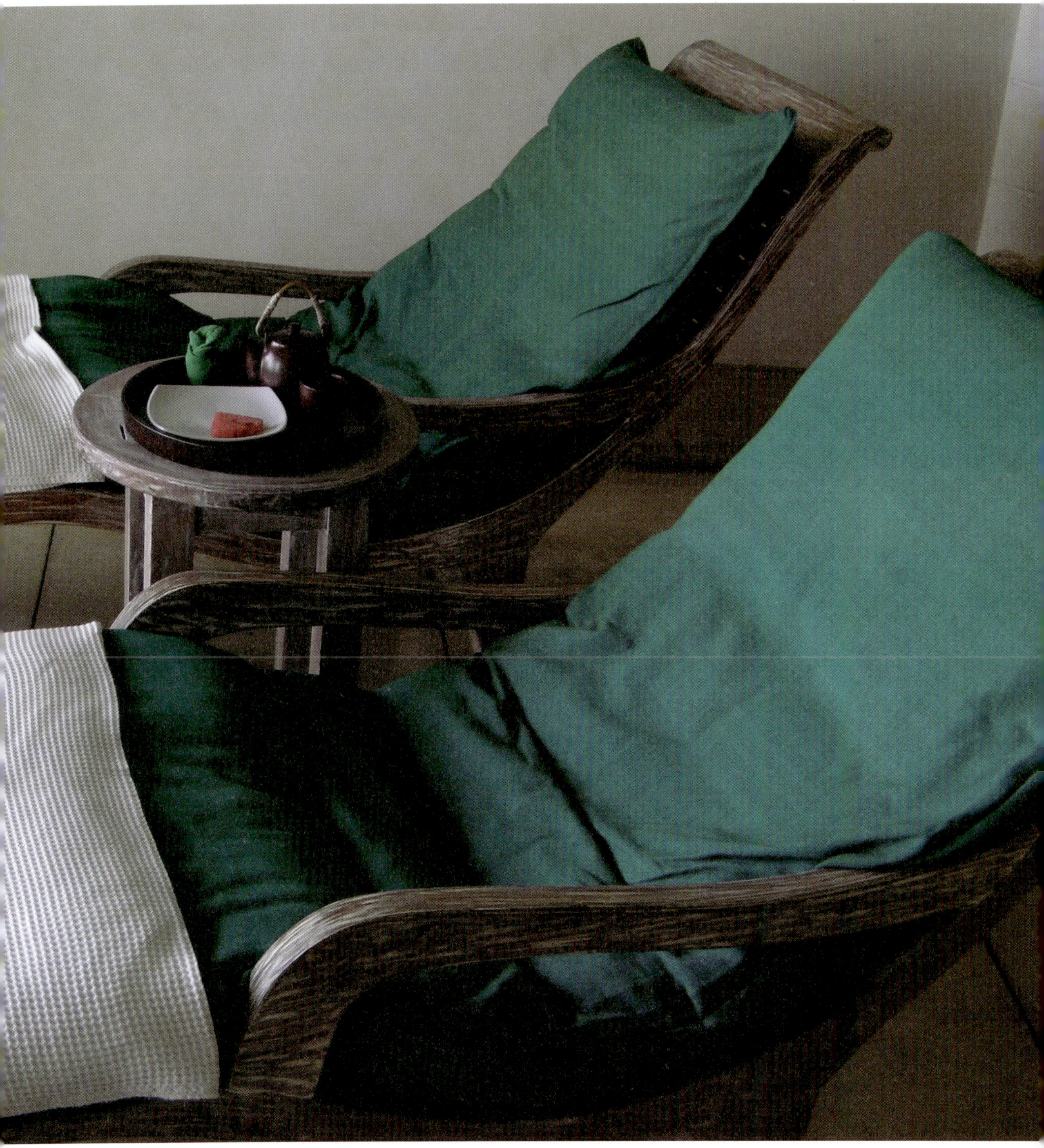

3. 패브릭 (가운, 타월, 슬리퍼)

스파에서는 탈의하는 순간이 있고 스파마사지를 위한 의상이 필요하다. 오일마사지를 받을 때에는 속옷에도 오일이 묻어날 수 있으므로 일회용 속옷을 착용하고, 지압형태의 마사지를 받을 때에는 지압이 용이한 짧은 상의와 하의를 착용하게 된다. 또한 족욕이나 전신욕을 하는 경우 이용 전, 후에 온몸을 감싸는 목욕가운을 착용하기도 한다.

여러 사람이 사용하는 공간에서 패브릭은 다소 예민할 수 있는 소모품이다. 반드시 1회 사용 후 세탁을 권장하나 슬리퍼와 같은 경우는 예외이다. 고급 스파일수록 장식용 패브릭을 제외하고 주로 1회 사용한다.

스파 패브릭이라 함은 고객가운, 사이즈별 베드타월, 베드커버, 터번, 슬리퍼 등을 말한다.
패션전문자료사전/패브릭/Fabric : 피륙의 총칭 단순히 직물을 가리키는 일도 있지만 섬유 제품(직물, 편물, 부직포 등) 전반을 의미한다.

4. 실내 온도

스파 내에서 목욕가운 및 마사지가운을 착용하거나 오일마사지를 받는 경우에는 부분탈의를 한 상태로 체열을 뺏길 수 있으므로 스파의 실내온도는 고객의 체감온도에 맞추어야 한다. 국내에서는 겨울에 실내온도를 공기로만 데울 경우는 고객이 추위를 호소할 수 있으므로 테라피 룸은 가능하면 바닥난방을 설치하는 것이 좋다.

스파테라피스트는 유니폼을 착용하고 움직이며 핫 스톤과 같은 온열기구를 사용하는 경우는 실내온도가 매우 높아 땀이 날 수 있고 , 작업이 불편할 수 있다. 따라서 테라피스트 유니폼은 활동성, 땀 흡수력, 통기성을 유념하여 제작해야 한다.

벽 또는 천장에 냉, 난방기구를 설치하는 경우 고객의 머리쪽으로 직접 닿지 않도록 베드 위치를 반드시 고려하여 인테리어 공사를 실시해야 한다.

5. 베드 세팅 (하이드로테라피 룸 세팅)

베드 세팅은 요리에서의 '고명'과도 같은 것이다. 아무도 손대지 않고 오로지 당신만을 위한 음식으로 귀하게 내어 올 때 신선한 재료의 장식품을 얹고 있는 요리처럼 베드 세팅 또한, 깔끔하게 정돈되고 고객을 맞이하는 약간의 장식을 함으로써 고객의 스파경험에 대한 만족도를 높여 주기도 한다.

사전예약을 한 경우는 간략한 환영 메시지와 고객의 이름이 적힌 카드를 베드 위에 놓아준다면 환상적이다.

도구를 소품처럼 올려놓고 베드 안내할 때 도구사용에 대한 설명을 한다면 고객의 스파경험을 더욱 풍부하게 할 것이다. (예: 핑거벨, 바디오일, 바디브러쉬 등)

6. 스파코스메틱

스파코스메틱의 종류는 모발용, 얼굴용, 바디용, 네일용으로 일반적인 화장품과 거의 비슷하지만, 특히 스파에서 테라피를 받는 동안 사용된 화장품들은 고객의 스파 경험의 만족도에 따라 구매로 이어지는 경우가 많다.

또한, 방부제가 거의 없는 스파브랜드만의 수제화장품을 사용하는 경우에는 고객의 스파경험의 만족도를 높이는 요소가 되기도 한다.

비치된 화장품들은 스파 컨셉과 유관하므로 고객구매로 연결될 수 있는 제품들은 테라피가 끝난 후 고객이 허용하는 한 간략한 설명을 덧붙이도록 한다.

7. 스파음료(웰컴티)

스파음료는 스파에서 마시는 음료로 방문 시 내오는 웰컴티, 하이드로테라피 시에 내오는 아이스티, 테라피가 끝난 후 내오는 웜티 등이 있다. 스파의 컨셉이나 기후에 따라 차의 온도와 재료가 달라질 수 있다.

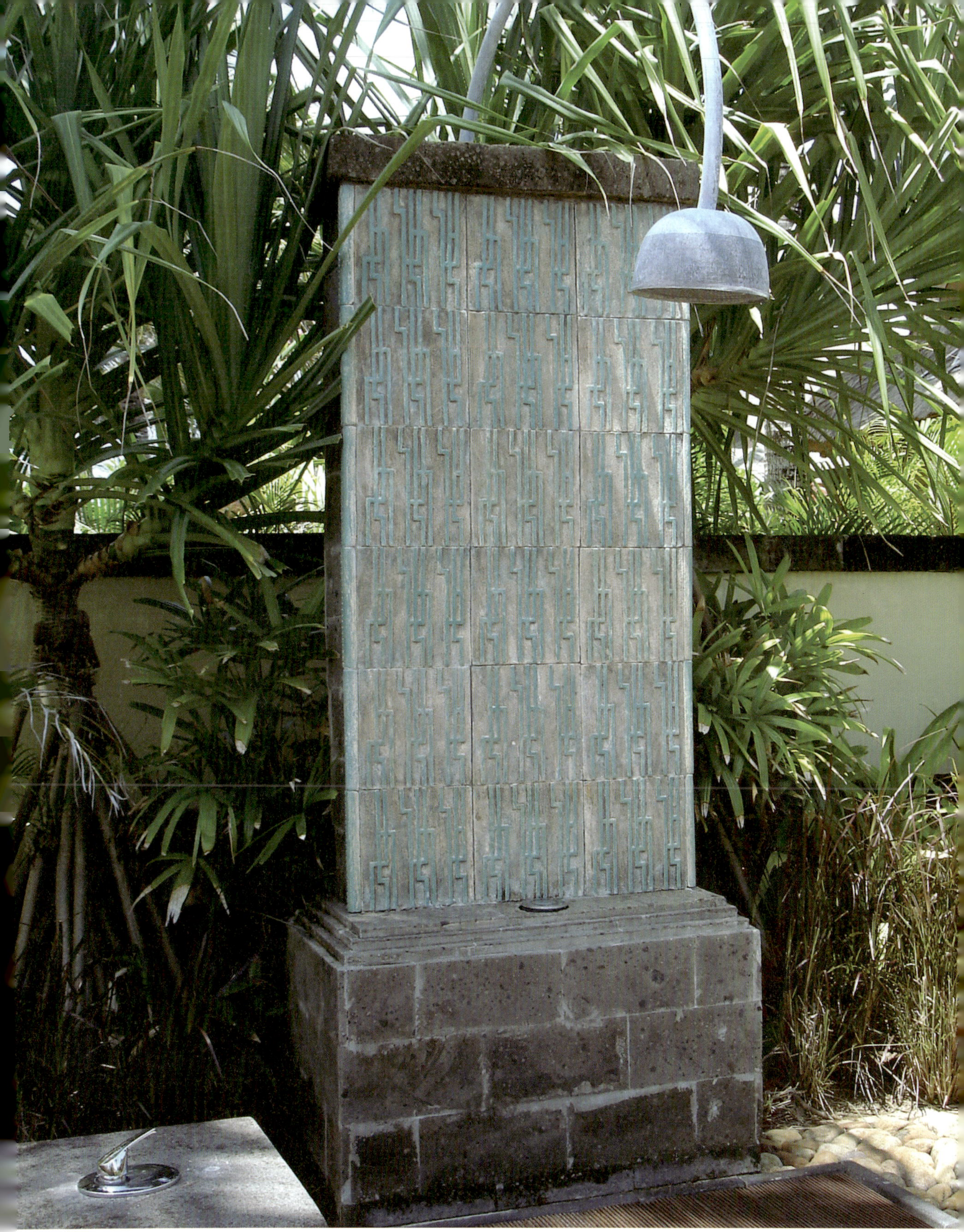

웰컴티는 스파 컨셉을 잘 나타내는 재료를 이용한 차를 계절에 맞게 차갑거나 따뜻하게 제공한다.

하이드로테라피를 이용할 때에는 체온이 높아져 있으므로 열을 식힐 수 있는 아이스티 또는 미네랄워터가 주로 제공된다.

스파마사지를 끝마친 후에는 몸의 열을 보존할 수 있는 열성재료 즉, 생강이나 홍삼을 이용한 웜티가 적합하다.

8. 스파 프로그램 안내

고급 스파일수록 고객에게 맞춤 서비스를 제공한다. 맞춤 서비스란 단순히 고객이 선택한 프로그램을 제공하는 것이 아니라 고객의 기호, 상태, 욕구 등을 문서 또는 대화로 끌어내고 추천하여 프로그램을 선택하는 과정이 필요하다. 따라서 고객이 스파 프로그램에 대해서 잘 인지할 수 있는 안내서 또는 안내 멘트가 반드시 필요하다.

스파마사지를 시작하기 전에 당일 고객이 선택한 프로그램에 대한 간략한 설명과 함께 진행 순서를 알려 준다면 고객의 스파경험은 더욱 만족스러울 것이다.

스파마사지를 끝마친 후, 다음 방문시 이용하면 좋을 듯한 테라피를 추천한다면 고객은 당신의 단골고객이 될 가능성이 높아진다.

9. 대기공간

스파에서 고객이 테라피 룸 이외에 머무는 공간을 대기공간이라 하겠다. 대기공간은 스파의 입구에 있을 수 있고 하이드로테라피 룸이나 마사지테라피 룸 사이에 있거나 스파갤러리와 같은 별도의 공간이 마련될 수도 있다.

고객은 대기공간에서 머무는 순간도 역시 스파 경험의 일부로 기억한다. 따라서 대기공간에 비치되는 인쇄물이나 장식물 또한 중요한 역할을 한다.

스파프로그램을 한눈에 볼 수 있는 프로그램 안내서가 있으면 좋다. 그러나 너무 많은 정보는 오히려 고객에게 혼선을 줄 수 있으니 주의해야 한다.

뷰티 & 라이프스타일 관련 잡지책이나 IT도구(태블릿PC)를 비치하는 것도 좋다.

10. 스파테라피스트

스파마사지를 위한 준비가 모두 완벽하게 준비되어 있더라도 스파테라피스트가 누구인가에 따라 다른 마사지테라피가 만들어진다. 스파테라피스트는 최상의 스파 경험을 만들어내는 주인공이다. 관련교육과 테크닉이 동일하고 체격조건까지 같다 하더라도 똑같은 마사지테라피는 결코 있을 수 없다. 스파마사지는 스파테라피스트의 2가지 차이로 다른 가치를 만들어낸다.

첫 번째, 마사지 기술 이외에 스파테라피스트의 서비스 마인드와 태도이다.
두 번째, 스파마사지가 진행되는 동안 고객과 스파테라피스트와의 호흡과 교감이다.

한 가지 사례로, 처음 방문하는 고객을 위한 스파 투어를 진행할 때 어떤 스파테라피스트가 투어 안내를 하느냐에 따라 방문한 스파의 인상이 매우 달라지는 것을 경험한 적이 있다. 일반적으로 스파 이용고객의 만족도에 높은 영향을 미치는 스파시설과 프로그램 가격이 경쟁력이 없는 경우에도 스파테라피스트의 태도에 따라 선호도가 달라지는 것을 경험하였다.
이것은 매우 개인적인 차이이므로 항상 그런 것은 아니다. 그러나 낡은 스파센터의 시설과 다소 높은 가격이라 하더라도 고객은 스파테라피스트의 눈길과 손길에 선택을 바꾼다는 사실을 기억해야겠다.

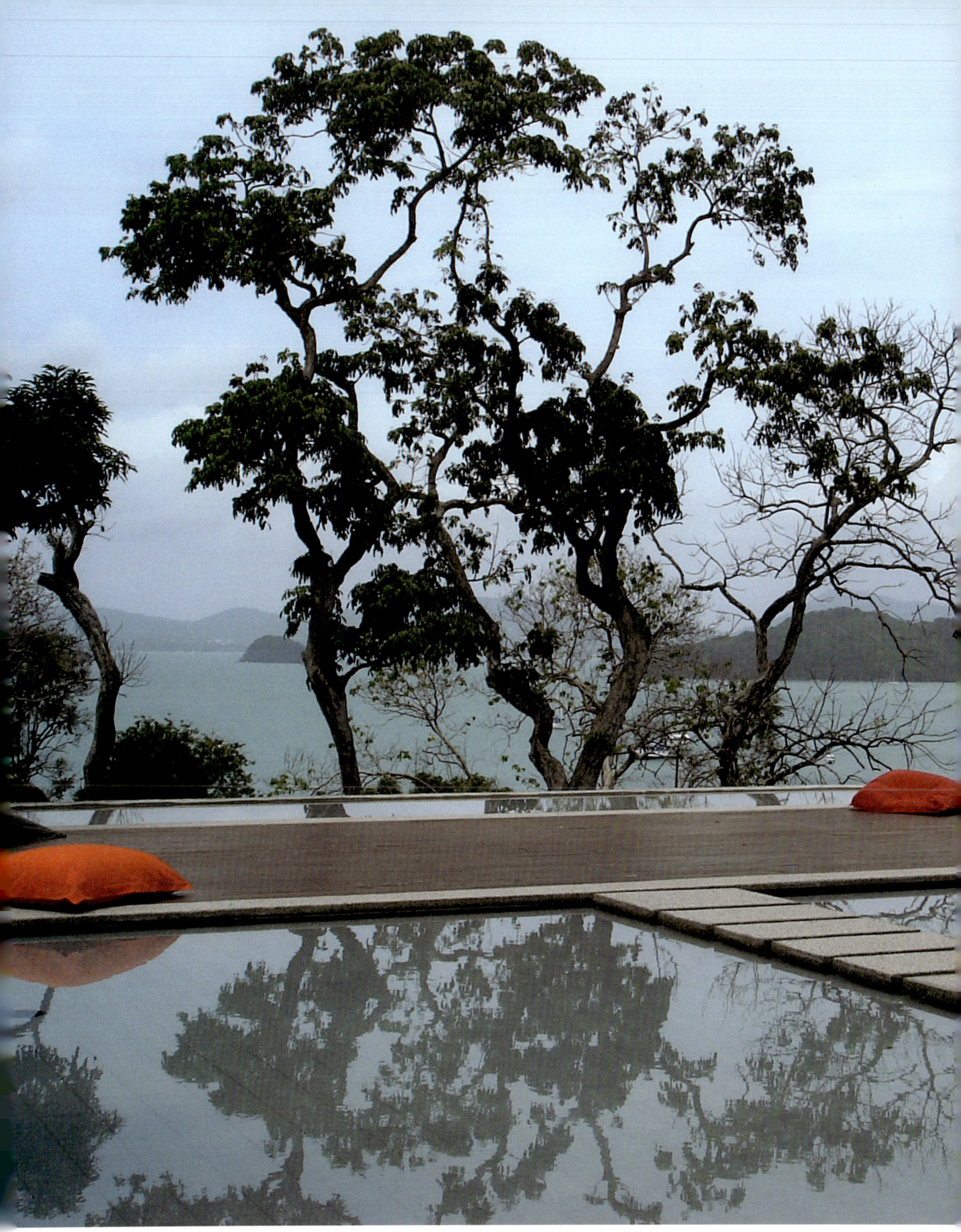

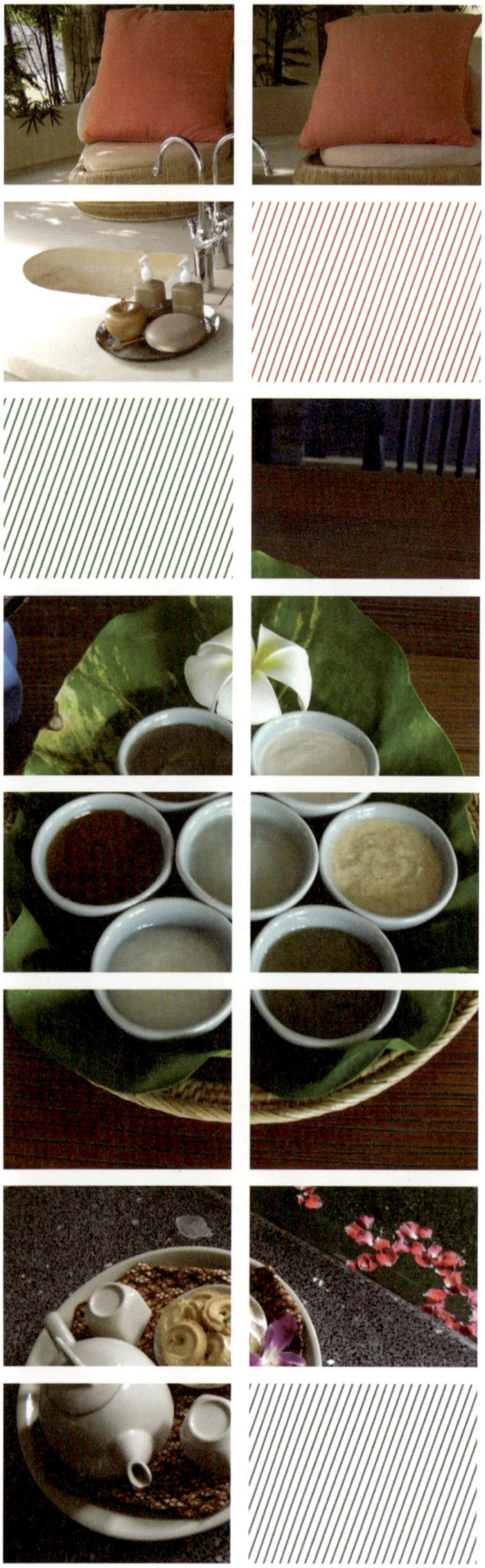

MASSAGE THERAPY

마사지테라피란?

마사지테라피는 근육을 이완시켜 근육통을 해소하거나 근육경련을 예방하고, 혈액과 림프의 순환을 촉진시켜 저하되어 있는 대사 기능을 정상적으로 회복시켜 줄 뿐만 아니라 면역력을 향상시켜 질병을 예방하는 효과가 있는 다양한 수기요법을 말한다.

에스테틱&스파에서의 마사지테라피는 일반적으로 손을 이용하여 '쓰다듬거나 주무르는' 것을 말하지만 나라마다 이론적인 배경이 다르고 도구를 이용하는 경우도 있어, 그 종류가 다양하다. 에스테틱&스파 마사지편에서는 세계적인 마사지테라피의 종류를 알아보고 현재 국내 스파에서 마사지테라피로 이용되고 있는 실기기초테크닉 중 고객선호도가 가장 높은 3가지의 기술을 공유하고자 한다.

각 마사지테라피는 시술시 1시간이 소요되며, 압력의 정도와 터치에 따라 고객맞춤 마사지테라피가 가능하다.
이 내용은 스파테라피스트 입문자에게는 필수테크닉을 익힐 수 있는 기회가 될 것이며, 중급 테라피스트에게는 자신이 구사하는 기술과 접목하여 좀 더 효과적인 테크닉을 갖출 수 있도록 도움을 줄 것이다.

마사지테라피는 방향과 강도, 속도, 리듬, 밀착감, 동작의 연결성, 시술 시간과 횟수 그리고 마사지 시에 어떤 매개체를 사용하는가에 따라 다양한 효과를 선사한다.

HOW TO MASSAGE

마사지 방법

HOW TO MASSAGE
AESTHETIC & SPA

① 방향

마사지는 근육결의 방향과 혈액 또는 림프 순환계의 방향과 일치하여야 한다.

② 강도

고객의 상태 또는 기호에 따라 적절한 강도를 맞추어 주어야 한다. 약, 강, 약의 리듬 순으로, 처음은 약하게 중간은 비교적 강하게 마무리는 약하게 강도를 조절하는 것이 좋다.

③ 속도와 리듬

속도는 마사지의 효과를 조절할 수 있으며, 리듬은 규칙성을 가지며 테라피스트의 동작을 안정적으로 만들어준다. 천천히 주기적으로 하는 동작은 진정 효과를 제공하며, 빠르고 강한 동작은 활력을 부여한다.

④ 밀착감

마사지의 효과를 높이고 고객에게 심리적 안정감을 준다.

⑤ 연결성

동작과 동작 사이 터치의 연결을 부드럽게 한다.

⑥ 시간

적절한 시간은 마사지의 효과를 높여주지만, 지나칠 경우 자극을 줄 수 있다. 전신마사지의 경우 일반적으로 60분, 90분, 120분으로 구분한다.

⑦ 횟수

고객의 상태에 따라 일반적으로 주 1~2회가 적당하다.

⑧ 매개체

마찰감을 줄이기 위해 오일이나 크림 등을 사용한다.

GENERAL TABOOS IN MASSAGE THERAPY

일반적인 마사지테라피 금기 사항

① 잘못된 테크닉이나 지나친 압력을 가했을 경우에 고객에게 타박상을 일으킬 수 있으니 주의해야 한다.

② 열이나 사용하는 제품으로 인해 알레르기 반응을 일으킬 수 있으니 테라피 전에 반드시 고객의 알레르기 반응에 대한 체크를 실시한다.

③ 마사지테라피를 마친 뒤에는 충분히 근육이 이완될 수 있도록 휴식하게 하며 무리하게 다음 마사지를 진행하지 않도록 한다.

④ 피부에 자극이 있을 경우, 당황하지 말고 냉습포나 진정제품 등을 제공해야 한다. 또한 증상이 계속된다면 지체 없이 의학적 처지를 받게 한다.

⑤ 환기가 잘 되는 휴식공간을 제공하며, 편안한 착용감을 줄 수 있게 체형별로 맞는 가운을 적당한 소재로 준비한다.

⑥ 고객과의 의사소통 시 테라피스트는 고객이 안정을 취할 수 있도록 너무 말이 많거나 무심하지 않게 적당한 대화를 유지하도록 한다.

⑦ 실내 온도와 조명, 소리, 제품의 양, 압력 등 고객의 기호에 맞도록 주의한다.

⑧ 고객이 당뇨, 심장병, 혈액순환 장애, 고혈압, 저혈압, 암, 폐질환, 간질, 신경계 장애 등의 질환을 앓고 있는 경우에는 마사지테라피를 금하거나 또는 제한된 마사지를 제공하도록 한다.

⑨ 건선, 습진, 부은 관절, 국소적 좌상, 피부 손상, 금속 삽입물 등이 있는 경우 그 부위를 포함하지 않게 부드러운 터치와 제한된 마사지를 제공하도록 한다.

⑩ 타박상, 알레르기, 체온 상승, 의학적 부종 등은 오랜 시간 지속되는 증상이 아니므로 한시적으로 마사지를 멈추고, 그 증상이 없어지면 다시 진행할 수 있다.

TYPES OF ORIENTAL MASSAGE

1. 전통 마사지의 종류

(1) 지압 (Acupressure)

지압은 침술보다 더 오래된 고대 치료법이다. 지압은 손을 이용하여 인체 내의 장기와 연결된 피부 표면을 자극함으로써 자연치유능력을 높여주는 방법이다. 이 같은 과정을 통해 혈액과 기의 순환을 촉진하고 근육의 긴장을 이완시켜준다.

(2) 시아추 (Shiatsu)

시아추는 일본의 대표적인 마사지로 엄지를 비롯한 손가락과 손바닥 그리고 팔꿈치, 무릎 등을 사용하여 인체의 특정 부위와 포인트에 압을 주어 정적인 리듬과 3초 이상의 지속압, 고객의 중심을 향하는 수직압, 날카롭지 않게 체중의 일부를 사용하는 부드러우면서도 깊은 압을 이용해 내적으로 문제가 있는 곳을 바로 잡는 마사지이다.

인간의 몸에 있는 다양한 힘에서 일어나는 균형의 문제를 다루는 동양 의학의 기본 원리를 기초로 한다. 불편한 곳을 직접적으로 치료하는 것보다 고객의 에너지를 정상화 시켜 스스로 질병을 이겨낼 수 있도록 하는 자연치유력에 중점을 두고 있다. 순환촉진과 근육이완에도 효과적이며, 골격계의 교정에 도움을 준다.

(3) 타이마사지 (Thai massage)

타이마사지는 스웨디쉬 마사지와 시아추 마사지와 함께 세계적 명성을 얻고 있다. 타이마사지는 몸 전체를 마사지 할 수 있도록 세부적인 기술 체계로 이루어져 있으며, 그 효과가 매우 뛰어나 세계 최고의 마사지로 인식되고 있으며, 태국관광산업의 근간이 되고 있다. 신체 각 부분의 관절과 근육의 가동 범위와 각도에 맞는 적절한 마사지 기법을 구사한다.

건강과 질병 치료를 위해서 인간의 내부 에너지의 흐름과 균형에 중점을 둔다는 점에서 타이마사지는 한국적인 마사지와 맥락을 같이 하고 있다.

(4) 스웨디쉬 마사지 (Swedish Massage)

스웨디쉬 마사지는 세계 3대 마사지 중 하나로 유럽의 의사, 생리학자들에 의해 개발되었고 고객의 몸과 마음을 행복하게 해주는 가장 기초적인 마사지이다. 스웨덴 사람인 앙리 피터 링(Henri Peter Ling)이 1812년 유럽의 대표적인 치료 마사지법으로 자신의 신경통을 치료하던 중 제자들과 함께 개발하여 체계적인 기본 마사지 요법으로 사용되었으며 내과 의사인 존 조지 메저(Johan Georg Mezger)가 프랑스식 용어를 사용하여 보급해서 최고의 마사지로 발전하였다.

인도와 같은 동양 마사지 기법과 체육학적인 스트레칭 방법을 사용하고 있어 과학적이고 체계적인 교육 시스템을 통해 전 세계적으로 보급되었다.

(5) 허브볼 테라피 (Herb Ball Therapy)

허브볼 테라피란 허브를 싼 주머니를 이용한 수백 년의 역사를 가진 태국 고유의 전통 온열 치료법을 일컫는다. 수코타이 왕조 때부터 현대까지 약 860년간 다양한 방법으로 활용되어 왔다.

허브볼은 고유의 처방전에 따라 태국에 자생하는 약용 허브 7~20여 가지를 배합하여 무명천으로 감싸 마사지하기 좋은 형태로 만들어진다. 크기에 따라 사용하는 부위가 다르고 끓는 물에 찌면서 피부에 직접 접촉하여 사용하고 독소 배출과 피로 회복 및 에너지 대사를 증진시키는 약용효능이 뛰어난 치료법으로 각광받고 있다.

(6) 로미로미 (Lomi Lomi)

원래 하와이 가족들 사이에서 가족 단위로 계승되어오던 비밀스러운 치유법으로 1973년 하와이 원주민이자 카후나인 마가렛 마차도(Margaret Machado)에 의해 체계화되었다. 로미로미는 '사랑의 손'이라는 의미를 갖고 있으며 '카 후나 마사지' 또는 '알로하 마사지'라고 부르기도 한다. 또한 '하와이 마술사 마사지'라고도 하는데 그들은 로미로미를 "생명의 춤이자 가슴에서 나온 숨결"이라고 믿고 있기 때문이다.

하와이의 원시적이고 자연 친화적인 치유와 예술을 위해 만들어진 하와이의 대표적인 마사지로 단순한 마사지를 탈피해 육체, 정신 및 영혼의 균형을 이루는 데 도움을 주어 비만, 건강, 웰빙으로 이어지는 하나의 아이콘으로 전세계 스파 시장에 자리잡고 있다.

(7) 발리니스 마사지 (Baliness Massage)

발리니스 마사지는 발리섬에서 유래된 인도네시아 전통 마사지이다. 중국과 인도의 영향을 받아 발 마사지와 지압, 아로마테라피를 혼합한 형태로 근육을 이완시켜 통증을 완화하고 신체의 균형과 정신적 안정을 되찾아준다.

(8) 경락 마사지 (Meridian Massage)

경락 마사지는 한방 물리요법의 기본으로 노자의 철학을 삶의 이상으로 하는 도가의 수행자들이 시행했던 건강법으로 알려져 있다. 경혈과 경락을 손가락이나 손바닥으로 마찰해 순환을 촉진하고 체온을 높여 몸의 자연 치유력을 높여준다.
기의 흐름을 원활히 해주어 전체적인 균형을 잡아주고 가슴이나 아랫배의 처진 근육들을 위로 수축시켜 몸의 균형을 이루게 한다. 원활한 기순환 촉진, 노폐물 제거, 부종 감소에 도움을 주고 셀룰라이트 감소, 바디라인 교정 등에 효과적이다.

(9) 투이 나 (Tui Na)

투이 나는 중국에서 수세기에 걸쳐 내려오는 바디 워크의 일종이다. 지압점과 신경을 자극하고 기의 흐름을 방해하는 요소들을 제거하여 몸의 균형을 찾아 건강을 증진시키고 활력을 찾아주는 복합 마사지이다. 관리 후 통증이 느껴지거나, 졸음이 오는 경우가 있으며, 행복함을 느끼기도 한다.

(10) 제로 발란싱 (Zero Balancing)

1970년대 프리츠 스미스(Fritz Smith)에 의해 개발된 제로 발란싱은 '뼈 에너지' 또는 '골격 시스템의 에너지'에 초점을 맞춘 테라피이다. 신체의 에너지와 불균형을 바로 잡아 스트레스를 줄여 주고 통증 감소에 효과적인 동작으로 구성되어 있다. 제로 발란싱은 고객이 옷을 모두 갖춰 입은 상태에서 프로그램의 마지막에 30~45분 동안 진행한다.
프로토콜에 따라 뼈와 관절, 발란싱 포인트를 누르고 당기는 동작을 이용하여 신체의 통증과 움직임의 제한을 완화시키는 데 도움을 주고, 집중력 향상과 불면증 치료에 효과적인 테라피이다.

TYPES OF RELAXATION MASSAGE

2. 이완 마사지의 종류

(1) 라스톤 테라피 (La Stone Therapy)

고대 주술사들이나 샤먼들이 화산의 폭발로 생긴 검정색의 현무암을 이용하여 병든 사람들을 치료하는 민간요법에서 그 유래를 찾아볼 수 있다. 가장 최근에 발달된 마사지 중의 하나로 자연의 에너지가 응축된 돌을 따뜻하거나 차갑게 만든 뒤 몸에 문질러 자극하고 긴장을 완화시키는 데 사용된다.

현무암이 발생하는 원적외선으로 기의 흐름과 혈액 순환을 원활하게 하고 지방 연소를 촉진하며 스트레스 해소에도 효과적이다. 1990년대 초반 미국에서 에스테틱 분야의 트리트먼트 방식으로 개발된 후 세계적인 웰빙 추세와 함께 호텔, 리조트, 데스티네이션 스파뿐만 아니라 데이스파 서비스에서도 인기 있는 테라피이다.

(2) 인디언 헤드마사지 (Indian Head Massage)

인도어로 참피(Champi)라고 부르는 헤드마사지는 3천년 역사의 인도 전통 의학 아유르베다에서 시작됐다고 한다. 원래 인도의 헤드마사지는 머리와 얼굴에 집중되어 있었는데 인도마사지사 나렌드라메타가 목과 어깨까지 연결된 인디언 헤드마사지를 개발하면서 세계적으로 널리 알려졌다.

피부 자극이 적어 예민한 사람도 편하게 받을 수 있다. 일반적인 마사지의 이완과 촉진 효과뿐 아니라 모낭에 혈액 공급을 증가시켜 모발 성장을 촉진시키고 스트레스 완화에 탁월한 효과가 있다. 마사지가 끝난 후에는 30분 이상 누워서 휴식을 취하게 한다.

(3) 쉘 테라피 (Shell Therapy)

남태평양의 조개를 이용한 마사지로 해조류와 사해 소금 등으로 이루어진 발열제를 조개에 넣어 진행하는 프로그램이다.

인체의 뼈와 치아의 구성물질인 탄산칼슘으로 이루어진 조개가 열을 발생해 피부에 탄력을 부여하고, 피부세포 재생을 촉진, 원적외선을 방출시켜 심부열을 높여주는 효과가 있다.

(4) 체어 마사지 (Chair Massage)

특수한 형태로 제작된 마사지 의자에 앉아 10~30분 내외 짧은 시간 동안 마사지를 진행한다. 팔과 어깨를 많이 사용하는 사람들에게 쉽게 생기는 스트레스성 근육 경직을 해소하는 데 효과적이다.
특수 의자는 태아의 웅크린 모습에서 아이디어를 얻어 고안됐으며 목, 어깨, 팔, 손 부위 등을 마사지 받을 때 가장 편안한 자세를 유지할 수 있도록 디자인되어 있다. 장시간 회의를 하는 비즈니스센터 내에서 인기있는 테라피이다.

(5) 산전/산후 마사지 (Pre/postnatal Massage)

임신으로 인한 허리, 목 및 어깨 통증을 완화시키며, 피로 회복과 관절 통증 예방, 튼살을 예방하는 마사지로 스트레스를 감소시키고 휴식을 제공하며 혈액 순환을 도와 태아의 성장에 도움을 준다. 임산부와 태아를 위해서 숙련되고 조심스러운 관리가 제공되어야 한다. 산후 마사지는 부종완화와 피부탄력에 효과적인 테라피이다.

TYPES OF CLINICAL MASSAGE

3. 치료 마사지의 종류

(1) 아로마테라피 (Aromatherpy Massage)

아로마(aroma : 향기)와 테라피(therapy : 치료 · 요법)를 합성한 용어로 향기 치료 · 향기 요법을 가리키는 것으로, 건강증진, 질병예방, 미용 등을 목적으로 향기나는 식물(허브)에서 추출한 100% 순수한 정유(精油 : 에센셜 오일)를 이용하는 자연 치료법이다.

식물의 꽃, 줄기, 잎, 뿌리 부분에서 추출된 에센셜 오일을 치료에 이용하는 방법으로 스파 관리에서는 목욕법과 마사지법, 흡입법을 활용할 수 있다. 목욕법은 욕조에 에센셜 오일을 넣어 사용하는 것으로 피부를 통한 흡수 방법이다.

흡입법은 다양한 방법으로 공기 중에 확산시켜 코를 통해 흡수하는 방법이며 마사지법은 모든 마사지 오일이나 크림에 혼합하여 피부에 직접 흡수시키는 방법으로 바디 마사지와 훼이셜 마사지로 구분된다.

산림욕이나 해수 요법(탈라소 테라피), 온열 요법(테르모 테라피) 등과 함께 스트레스 해소의 자연 요법으로서 각광받고 있다. 농도가 너무 짙거나 오랜 시간 냄새를 맡을 경우, 또는 의사의 처방 없이 정유를 먹을 경우에는 부작용을 초래하여 알레르기나 피부에 이상반응을 일으킬 수 있다. 간질 환자에게는 더욱 역효과를 내며 특히 임신부의 경우에는 산모뿐 아니라 태아에게도 악영향을 미칠 수 있으므로 주의해야 한다.

(2) 림프 드레나쥐 (Manual Lymph Drainage)

1932년 덴마크의 생리학자이며 전문마사지사인 에밀 보더(Emil Vodder) 박사와 부인 보더 여사는 프랑스에서 마사지 치료사로 활동하면서 림프 드레나쥐에 대한 본격적인 연구를 시작하였다.

1936년 프랑스 파리에서 림프 드레나쥐에 대한 논문을 발표하였으며 그 이후 강의와 임상을 통하여 꾸준한 활동을 하였고, 림프 드레나쥐란 용어를 처음으로 사용하였다.
림프 드레나쥐는 림프 순환을 촉진시켜 세포의 대사물질 및 노폐물의 배출을 도와 조직의 영양 대사를 원활하게 해 주는 마사지 기법이다.

부교감 신경을 자극하여 저항력을 증진시키고 부종을 완화시키는 데 탁월한 효과가 있고 예민한 피부에도 적용할 수 있는 테라피이다.
고객이 완전히 이완하고 있는지 고객의 표정을 살피고 시술 중에는 고객에게 말을 걸지 않도록 주의한다.

(3) 스포츠 마사지 (Sports Massage)

스포츠 마사지는 스포츠 선수의 부상 방지와 경기력 향상을 위한 프로그램 중 가장 효과가 높을 뿐 아니라 이미 많은 스포츠 선진국에서 선수 체력 관리법으로 가장 우선시 하고 있는 최고의 운동체력관리 시스템이다.
스포츠 마사지는 우리 인체 중 주로 근육을 다루는 맨손요법으로 문지르거나 쓰다듬고 비비고 압박하는 방법을 이용해 피부와 근육에 자극을 가해 체내의 혈액과 림프액의 순환을 촉진시키는 한편 신진대사를 원활하게 해준다.
뿐만 아니라 정신 및 육체적 안정을 확보해 줌으로써 최상의 컨디션을 유지하여 스포츠 상해를 미연에 예방하고 운동기능을 향상시켜 선수 자신의 기량을 최대한 발휘할 수 있도록 보조적 역할을 수행하는 데 탁월한 효과가 있는 테라피이다.

(4) 딥티슈 마사지 (Connective Tissue Massage)

'만성적 구축 조직(굳은 조직)의 최대 이완과 심부 조직의 정밀한 효과(통증 소멸, 조직 응결 이완, 티슈 재정렬)를 적용시킬 수 있다'라는 뜻에서 딥티슈 마사지라고 한다. 딥티슈 마사지는 인체 조직(Tissue) 즉, 상피 조직, 결합 조직, 근육 조직, 신경 조직의 표층에서 심부 조직 딥티슈층(Deep Tissue Layer)을 포함하여 다스리는 결합 조직과 심부 연부 조직 수기 치료 형식의 마사지테라피이다.
특징적인 마사지의 용어처럼 딥티슈 마사지는 표층 결합 조직을 이완시켜 나가며 심부 조직 내로 진행하여 적용하는 수기법을 사용한다. 주 목적은 심부에 위치하고 있는 통증, 조직 응결, 근막 기능 및 조직 구조를 재정렬하는 데 있다. 딥티슈 마사지는 만성 질환과 심부 통증 질환을 치료하는 데 효과적이라는 연구 결과가 있으며 근육계 치료 마사지의 대표로 치료 효과를 국제 수기의학과 마사지 의학계에서 인정받고 있는 테라피이다.

[딥티슈 마사지 주요 기법]

① 스트라이핑 기법

신체 조직의 층을 한층씩 이완시켜 열어줄 때 사용하는 가장 기본적이면서 전체 기법을 대표하는 방법이다. 피부, 근육, 근막, 근섬유, 건(힘줄)을 동시에 펴주듯 늘려나가며 단축된 이들 문제성 조직의 길이를 신장(Lengthening)시켜나가는 기법이다.

CLINICAL MASSAGE

② 트리거 포인트 이완 기법

통증의 심부 근육, 근막에 있는 압통 유발점이라 하는 트리거 포인트와 이들 주위 경결된 조직을 집중 완화시킬 때 사용하는 방법이다.

③ 근섬유교찰 기법

근섬유가 나가는 방향에 가로지르는 기법(근섬유교찰)이며, 이때 근섬유의 특징적인 느낌이 손끝에 전달된다.

(5) 발반사요법 (Reflexology)

발을 만져 치료했던 최초의 시기는 아직 미스터리로 남아 있다. 오늘날 반사학의 창시자는 미국의 윌리엄 피츠제랄드(William Hope FitzGerald) 박사로 알려져 있다. 동료 에드윈 바우어스(Edwin Bowers)와 함께 1916년 존 테라피(Zone Therapy)라는 이론을 발표하였고 이는 대중에게 활발히 전파되었다.

물리치료사 출신의 유니스 잉햄(Eunice Ingham)이 발 반사구 지도를 완성함으로써 발 반사요법이 탄생하게 되었다. 유니스 잉햄은 인체의 해부학적 구조와 발의 에너지 구역 사이의 상관 관계를 밝혀냄으로써, 발이 모든 신체 조직을 반영하고 있다는 사실을 발견했다. 이 치료 방법은 고대 전래 의학을 생리학, 해부학을 기초로 한 현대 과학 의학으로 탈바꿈시켰다. 현재 전 세계적으로 많은 학회가 만들어져 보급, 발전되고 있다.

(6) 뱀부 테라피 (Bamboo Therapy)

뱀부 테라피는 대나무를 이용하는 마사지테라피로 오래된 치유 예술 마사지 중 하나이다. 고대 힌두교도, 페르시아와 이집트는 많은 질병관리에 뱀부 테라피를 적용하여 관절과 순환계 문제에 마찰이 적용되는 마사지를 생각해 뱀부 테라피 사용을 권장하였다.

뱀부 테라피에서 사용할 수 있는 테크닉으로는 주로 마찰기법으로 근육과 인체의 부드러운 조직에 압력, 진동을 주며 스웨디쉬 마사지에 적용되었던 주무르기, 피부마찰, 경타법 등을 사용한다. 건식마사지로서 옷을 입고 해도 되지만 오일을 도포한 상태에서 마사지를 한다면 근육과 피부의 마찰자극을 줄이면서 테라피를 제공할 수 있다.

(7) 브리마 바디워크 (Breema Bodywork)

브리마 바디워크는 파트너와 함께 또는 혼자하는 요가 동작 및 타이마사지에서 유래한 바디워크의 한 형태이다. 브리마 바디워크는 신체의 통증과 문제점의 치유보다 몸과 마음의 에너지 균형을 이루는 데 초점을 맞추고 있다.

고객을 편안하게 바닥에 눕히고 테라피스트는 부드러운 스트레칭과 활력을 주는 동작을 취할 수 있도록 한다. 브리마는 뭉친 근육을 이완시키고 균형을 찾아주며, 림프 순환과 혈액의 순환을 돕는 동작으로 이루어져 있는 테라피이다.

(8) 펠덴크라이스 (Feldenkrais)

펠덴크라이스 요법은 러시아계 유태인 물리학자의 이름을 딴 신체조절요법이다. 펠덴크라이스는 오랫동안 익숙해진 나쁜 버릇과 습관들로 야기된 정신적, 육체적 문제들을 자신이 스스로 인식하고 수정해 나가는 과정을 통해 나아진다고 주장했다. 편안하고 효과적이며 지적인 움직임 속에서 전인의 조화를 유도하도록 고안된 개별 학습과 집단 교육을 통해 치료하는 테라피이다.

(9) 알렉산더 테크닉 (Alexander Technique)

오스트레일리아 출신 연극배우 프레데릭 마티아스 알렉산더(Frederick Matthias Alexander)가 창안한 삶의 재교육 방법으로 근육을 효율적으로 이용하고 신체의 자세와 운동을 향상시키는 방법이다.

자연 원리 체계를 단계적으로 진행해가는 교육을 통해 잘못된 버릇, 스스로 인지하지 못하는 고정된 사고와 스트레스나 피로의 원인이 되는 잘못된 몸의 습관으로부터 벗어나 심신의 조화를 회복할 수 있도록 하는 것이다. 많은 에너지를 소모하는 습관 대신 전체적으로 조화롭고 효율적인 몸의 사용을 익힘으로써 몸과 마음의 관계를 깊이 이해하고 창조적인 삶을 살 수 있도록 하는 테라피이다.

(10) 보웬 테크닉 (Bowen Technique)

호주의 탐 보웬(Tom Bowen)이 개발한 보웬 테크닉은 경혈과 반사구에 걸친 근육과 힘줄에 진행하는 부드러운 마사지로 근막, 근육, 인대, 힘줄, 관절 등에 굴리는 동작을 포함하고 있다. 대부분의 마사지와는 달리 근육 조직에 깊게, 장시간 적용되지는 않지만, 근육의 긴장과 수축을 이완하고, 일반적인 림프의 흐름을 회복시키는 테라피이다.

(11) 메디컬 마사지 (Medical Massage)

의료 마사지로 의사에 의해 병리, 질병 및 부상, 다양한 의료 조건에 관하여 구체적으로 처방된 프로그램을 진행하며 그 성격상 매우 결과 지향적인 마사지이다. 마사지 테라피스트는 의사와 물리치료사에 의해 처방된 프로그램을 진행하는 테라피이다.

(12) 유아 마사지 (Infant Massage)

유아 마사지는 유아와 가족 모두에게 효과적인 테라피이다. 유아 마사지는 미숙아를 건강하게 성장할 수 있도록 도와준다. 유아 마사지는 복통을 줄여 주고 감각 기관 발달에 도움을 주며 신경 발달을 촉진시켜 준다. 유아에게 편안한 수면을 유도하여 성장을 촉진시켜 주고 부모가 함께 해 주는 마사지는 아기와 부모 사이의 유대 관계를 구축하는 데 큰 도움을 준다.

(13) 게리아트릭 마사지 (Geriatric Massage)

게리아트릭 마사지는 노인 복지 시설과 실버 타운 등에서 노화로 인한 질병과 정신적인 문제점들을 미리 예방하고 치료하기 위해 진행된다. 게리아트릭 마사지의 경우 시니어들을 대상으로 하기 때문에 통증 완화와 편안함을 제공하는 것을 목적으로 하며 마사지의 효과가 오래 지속되지 않으므로 꾸준하고 지속적인 관리가 필요하다.

(14) 뉴로머스큘러 테라피 (Neuromuscular Therapy)

1930년대 스탠리 리프(Stanley Leif)에 의해 개발된 뉴로머스큘러 테라피는 통증해소요법으로 자세 평가라는 시각적인 평가를 통해 인체의 불균형 및 신체 상태를 판단한다. 뉴로머스큘러 테라피는 혈액의 원활한 공급과, 근육의 긴장 완화 또는 통증 완화, 신경 안정을 위해 특정 근육에 진행되는 마사지이다. 이 치료는 근육의 통증을 완화하기 위해 "트리거 포인트"에 손가락으로 압을 주는 트리거 포인트 요법으로 알려져 있다.

(15) 롤핑 (Rolfing)

1940년 생물학자 아이다 P. 롤프(Ida P. Rolf)에 의해 개발된 마사지 요법으로 인간의 몸을 구성하는 신체 부위들이 구조적으로 제자리에 있어야만 신체의 모든 기능이 건강하게 발휘된다는 것을 기초로 하여 틀어지고 휘어진 신체 부위들을 재정렬하는 치료법이다.

(16) 트레거 (Trager)

1927년 의사이자 복싱 트레이너였던 밀턴 트레거(Milton Trager)가 개발한 마사지 요법으로 매우 가벼운 터치와 고객의 리듬에 맞춰 진행하는 트리트먼트 방법으로 균형과 진동, 스트레칭, 견인, 회전 등의 부드러운 움직임과 동작으로 구성되어 있다. 트레거는 일상의 스트레스를 포함한 사고, 질병, 혹은 다른 신체적 · 정신적 이상 반응을 호전시키는 데 도움을 주는 테라피이다.

(17) 트리거 포인트 테라피 (Trigger Point Therapy)

트리거 포인트는 동양의 경혈점과 비슷한 개념으로 서양에서는 통증의 원인이 되는 곳을 트리거 포인트 또는 압통점이라 한다. 우리 몸에는 근육의 긴장 도중 갑작스런 외상이나 반복적인 수축 만성화된 근 긴장도에 의해 근육자체의 수축기전의 이상으로 근절이 짧아지거나 근막의 유착으로 근육이 비대해진다.

이로 인해 근육막이 탄력성을 잃어버리고 막의 모든 물질들의 수송이 원활하지 않아 면역성이 떨어지고 그로 인한 근육에 연접하거나 통과하는 혈액의 흐름이나 신경의 흐름이 원활하지 않아 방사통이 나타날 수 있다. 이런 경우 정확히 촉진하여 수축/이완기능을 함께 일으켜 압통점의 긴장도를 떨어뜨리는 동시에 근육의 활성화를 통해 회복시켜주는 테라피이다.

(18) 장기수기요법 (Visceral Manipulation)

장기수기요법은 부드럽고 특정한 수기적인 힘을 사용하여 장기, 연결 조직과 신체의 다른 생리학적인 기능장애부분의 정상적인 운동성, 형태 그리고 조직 원래의 움직임을 증진시키는 것이다. 우리 몸의 장기들도 건강하고 최적의 기능을 하기 위해서는 움직여야 하지만, 질병이 발생할 경우 정상적인 활동을 할 수 없다. 이러한 움직임을 정상적으로 만들어주는 테라피이다.

PART Ⅱ

ASIAN TOUCH

아시안 터치를 위한 준비

아시안 터치는 고객에게 티셔츠와 반바지를 제공한다. 테라피스트의 수기마사지가 방해 받지 않도록 부드럽고 적당한 두께의 면혼방 소재로 고른다. 티셔츠와 반바지는 여유있는 것으로 고르고, 마사지베드에 누웠을 때 허리여밈 부분의 끈, 지퍼, 단추 등이 없어 몸을 누르는 불편함이 없어야 한다.

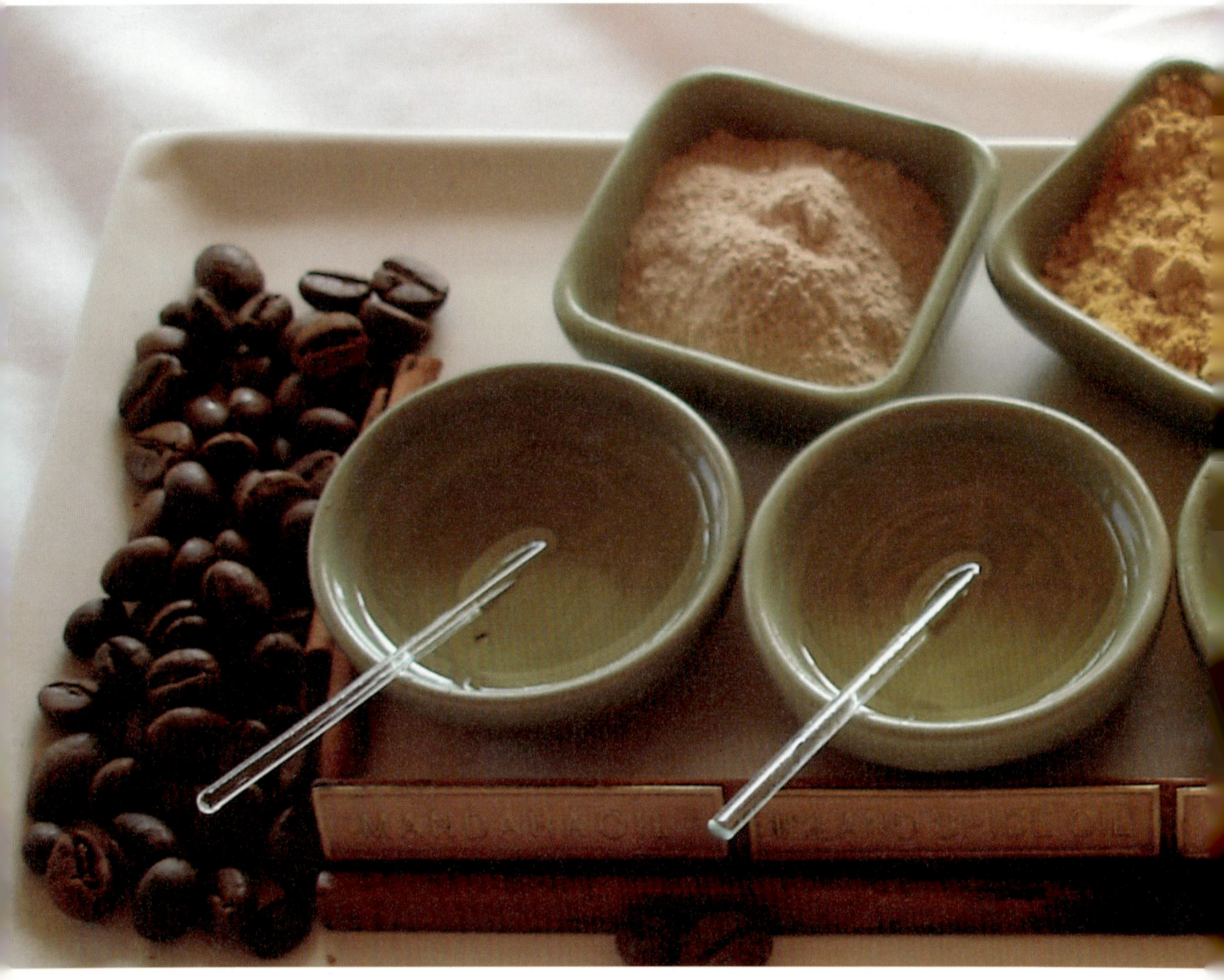

아시안 터치의 정의

아시안 터치(Asian Touch)는 아시아 3대(한국, 일본, 태국) 전통 마사지의 장점을 모아서 개발한 테크닉을 말한다. 3가지 마사지의 공통점은 인체 에너지의 흐름이 연결되어 있고 머무는 것이 아니라 흐른다는 이론적 배경을 바탕으로 신체운동, 호흡기법, 치료를 위한 명상과 밀접한 관련이 있다는 점이다.

아시안 터치는 3개국의 전통 마사지에 대한 유사성과 독창성을 살려 현대인에 맞게 조율하였고 60분 또는 90분 동안 마사지 할 것을 추천한다. 터치에 대한 강도는 오일을 사용하는 유럽피안 터치(European Touch)에 비하여 조금 강하며, 옷을 탈의하지 않고 마사지를 받는 것이 특징으로 건식마사지라 칭한다.

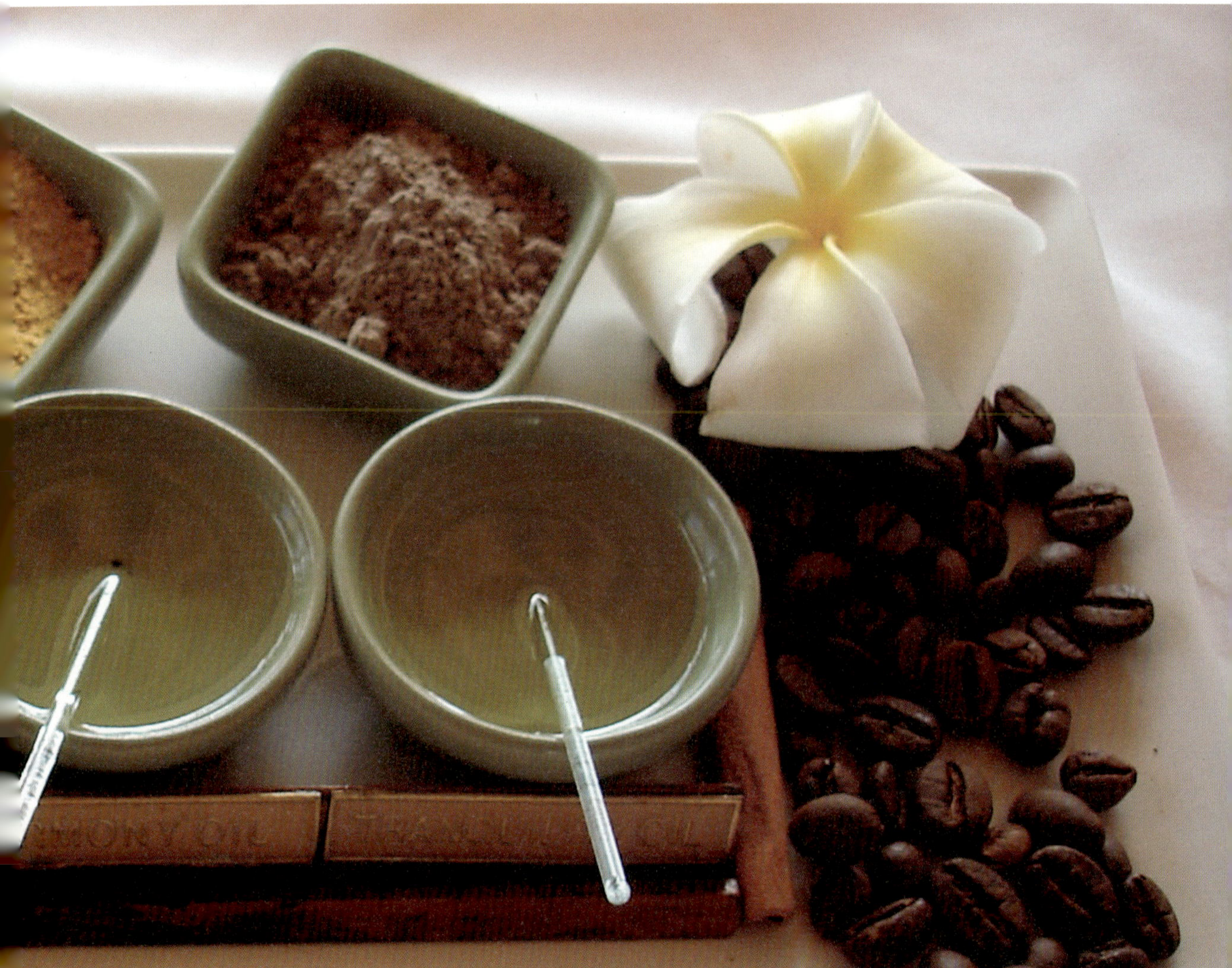

KOREAN MERIDIAN SYSTEM

1. 한국 : 경락, 경혈

한의학에서 경혈(經血)은 오장육부의 질병 시 반응이 일어나고 또한, 치료점이 된다. 경혈이 연결된 경락(經絡)은 온몸에 고루 퍼져 있는데 이는 인체의 기, 혈, 진액이 운행하는 주요 통로이며 인체의 각 부분을 서로 연결하는 길이다. 경락은 인체의 연결계통, 반응계통, 조절계통으로 특유의 연락계통을 형성하여 장부, 조직, 기관, 피모, 근육, 골격 등의 조직을 소통, 연결시켜 인체의 생리와 병리, 질병의 진단과 치료에 중요한 근거가 되고 상, 하로 종횡하는 경맥(經脈)과 좌, 우로 횡행하는 낙맥(洛脈)으로 크게 갈라지며 그 중 12경맥은 각각의 장(臟) 혹은 부(腑)와 연결되어 있다.

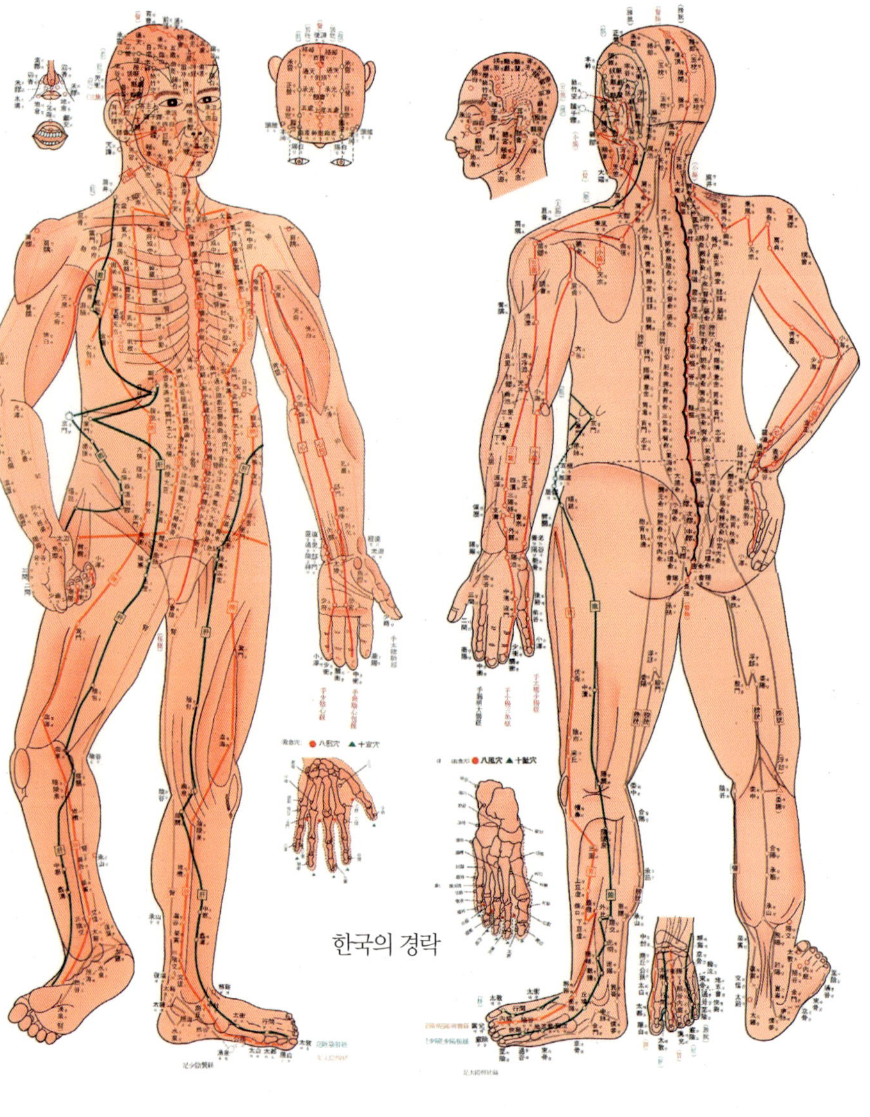

한국의 경락

SPOTS ON THE BODY SUITABLE FOR ACUPUNCTURE

경락은 체표(體表)에 나타난 반응점, 침자극, 혈자리의 주치효능과 해부, 생리학을 통합한 지식, 그리고 나타나는 현상의 관찰을 귀납시켜 경락학설의 이론적 기초를 만들었다. 인체의 경혈점 중 기(氣)가 강력하게 모이는 가장 중요한 7개의 경혈점은 반드시 자극한다.

(1) 백회

위치	두정부 정중앙선과 양쪽 이첨(귀끝)을 연결한 선과 만나는 곳으로 전발제에서 오촌 떨어진 곳
효능	"백회혈"은 응급시에 사용되는 구급혈이며, "백가지 기운이 모이는 곳"이라는 의미가 있다.

① 백회혈은 만병의 근원인 혈액순환 장애를 개선한다.
② 쇼크, 실신, 정신병, 간질, 뇌 이상, 반신불구, 중풍, 뇌출혈 뇌병에 효능이 있다.
③ 어지럼증, 현기증, 차 멀미, 두통, 집중력 저하, 건망증, 치매예방 등에 효능이 있다.
④ 백발 예방, 탈모, 비듬에 효과가 있다.
⑤ 눈이 맑아지고, 이명, 코 막힘, 비염, 축농증에 효과가 있다.
⑥ 스트레스, 불면증, 우울증 등에 효과가 있다.
⑦ 백회혈을 자극하면 뇌하수체 호르몬이 촉진되고, 여성 호르몬인 에스트로겐이 활성화되어 여성의 가슴이 풍만해지고 탄력이 생기며 아름다워진다.

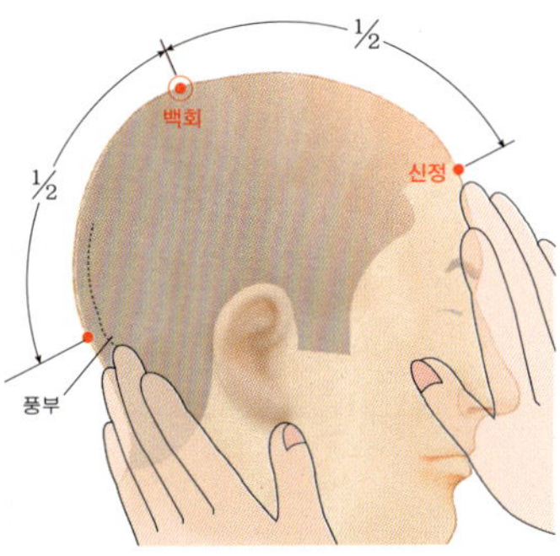

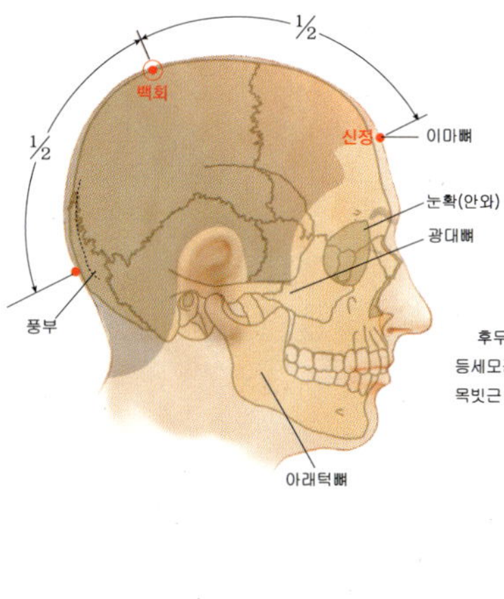

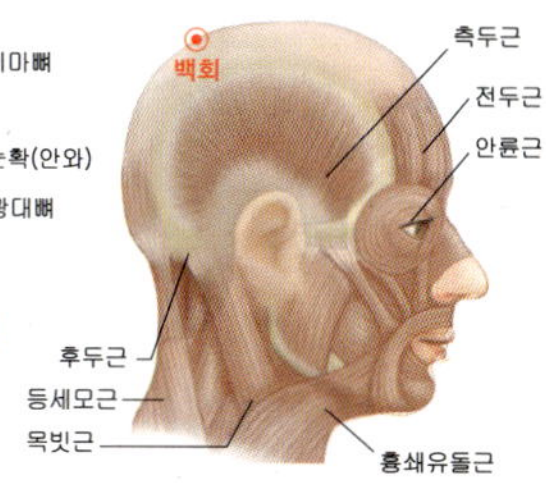

(2) 풍지

위치	머리 뒤쪽의 승모근과 흉쇄유돌근 상단 사이의 함요처에 위치

효능

① 풍지혈은 문지르는 즉시 효과가 나타난다.

② 눈의 피로, 근시, 노안, 전두통, 고혈압, 뇌빈혈, 후두신경통 등에 효능이 있다.

③ 두통, 목의 통증, 불면증, 고열, 급성각막염, 설염, 언어장애, 갑상선비대에 효과가 있다.

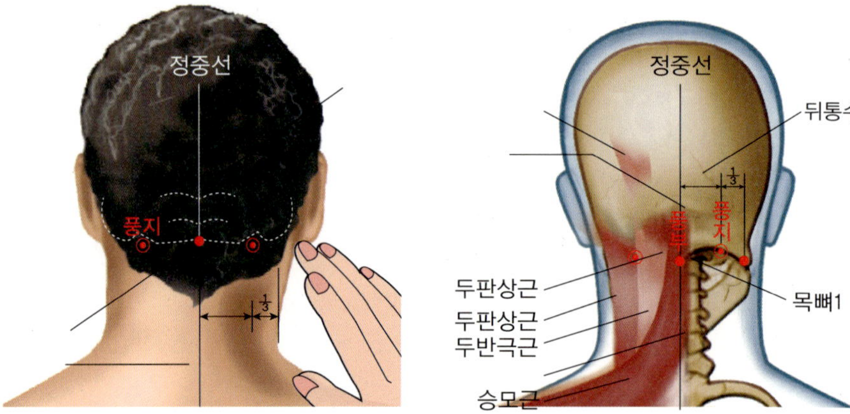

(3) 견정

위치	어깨 위에서 제일 높은 곳으로 유두에서 직상장으로 제일 높은 곳에 위치

효능

① 어깨와 팔의 기혈순환을 촉진시켜 신경과 관련된 감각기관의 장애에 효과적이다.

② 목의 림프절이 부었을 때 가라앉혀 준다.

③ 치통을 개선해 준다.

④ 두통, 고혈압, 피가 머리로 모일 때 증상을 개선해 준다.

⑤ 위장 장애에 효과가 있다.

⑥ 모유가 적게 나올 때, 젖 분비 부족, 여성의 유선염에 효과가 있다.

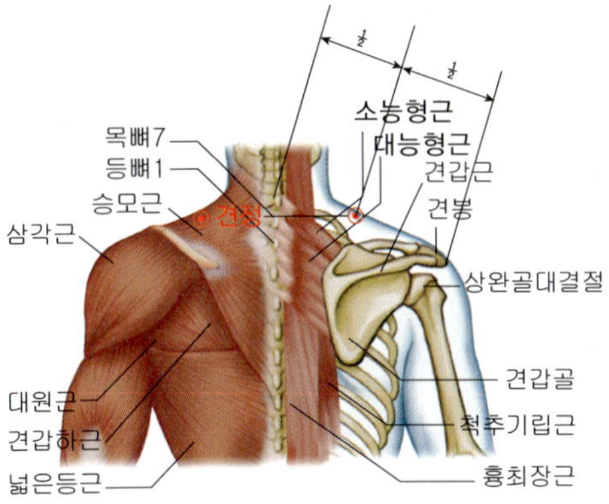

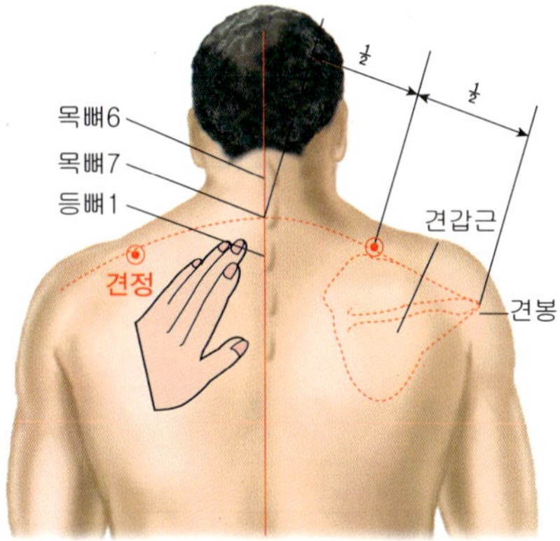

(4) 천종

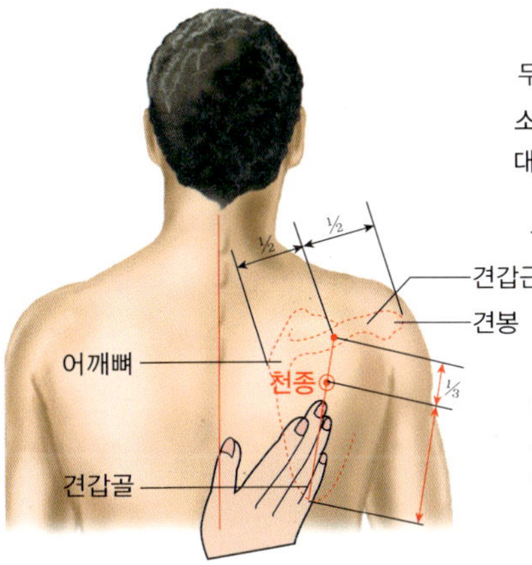

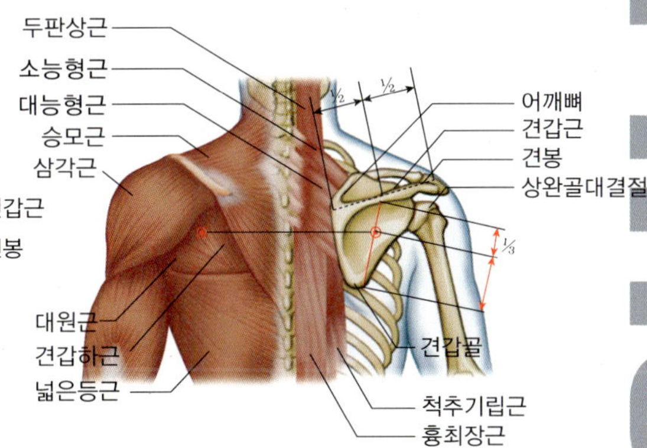

위치	천종혈은 견갑골의 중앙에 위치하고, 누르면 팔 위쪽과 새끼손가락 쪽에 통증이 느껴지기도 한다.

효능	① 팔과 어깨의 심한 통증, 오십견, 견갑골의 통증, 상완 신경통에 효과가 있다.

② 흉부 통증, 흉막염, 늑간 신경통에 효과가 있다.
③ 좌골 신경통에 효과가 있다.
④ 우 – 간 장애/ 좌 – 심장병에 효과가 있다.

(5) 폐유

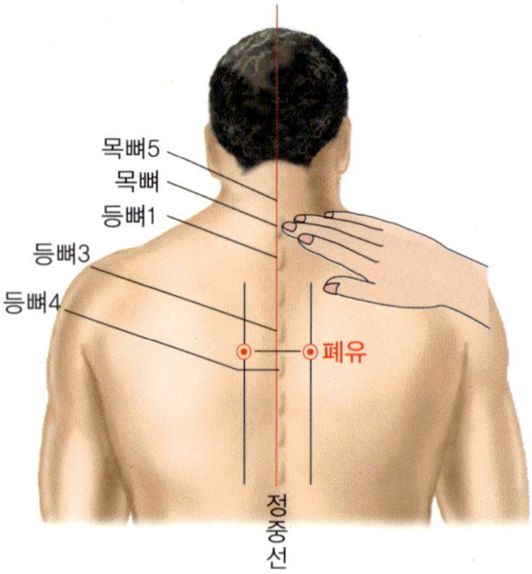

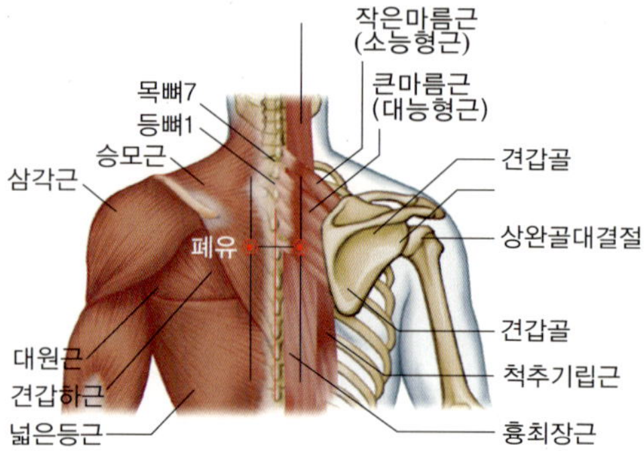

위치	상배부 정중앙선상 제3흉추돌기 아래에서 옆으로 1.5촌 되는 곳에 위치
효능	천식, 기관지염, 폐렴, 폐결핵, 흉막염 등에 효과가 있다.

(6) 대장유

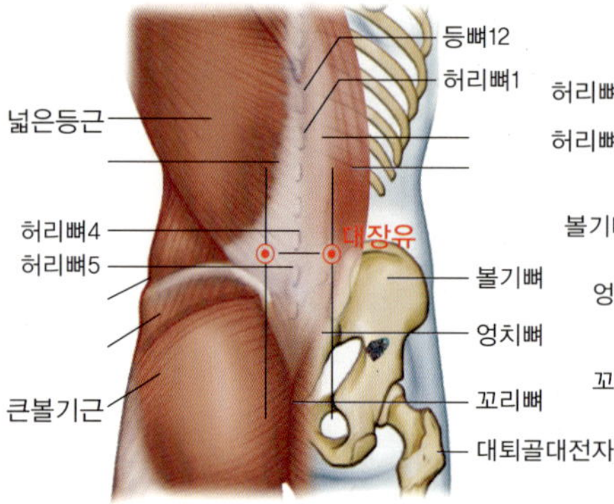

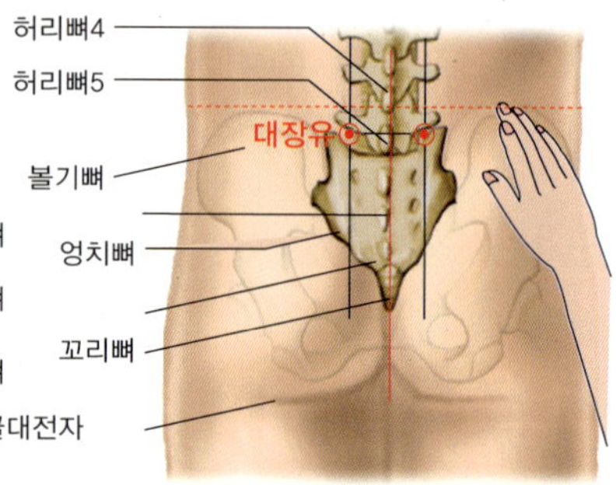

위치	제 4요추 극돌기 아래에서 옆으로 1.5촌 되는 곳
효능	① 대장염, 복통, 장통, 장명, 소화불량, 변비에 효과가 있다. ② 요통에 효과가 있다.

(7) 양능천

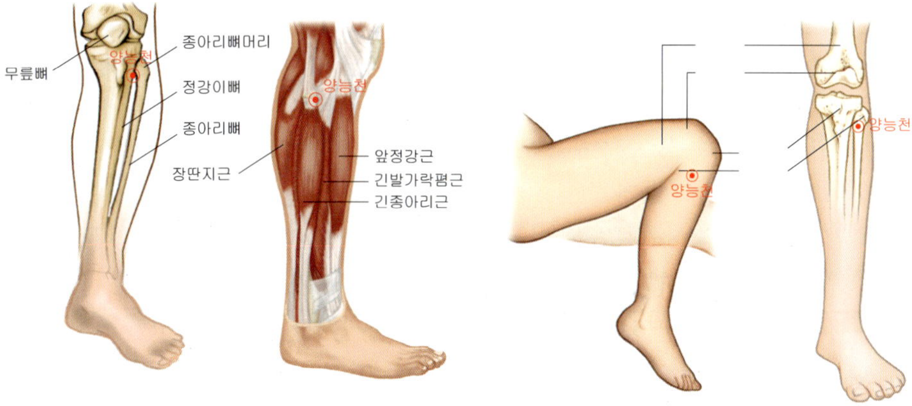

위치	바깥쪽 무릎의 중앙에서 아래로 2~2.5cm 정도 내려간 곳에 둥근 뼈가 튀어나온 곳
효능	① 탈모 예방에 효과가 있다. ② 고혈압, 현기증에 효과가 있다. ③ 소화불량, 위산과다로 인한 위궤양에 효과가 있다. ④ 좌골 신경통, 비골 신경통, 무릎통증에 효과가 있다.

JAPANESE SHIATSU

2. 일본 : 시아추

일본 전통 마사지인 시아추(Shiatsu)는 츄보(Tsubo)라는 점(Point)에 '손가락으로 압력을 가하다'라는 뜻이다. 츄보는 인체에 널리 분포되어 있는 1,000여 개의 독특한 치료점으로 인체를 움직였을 때 또는 특정 부위를 눌렀을 때 통증이나 쾌감이 있는 부분으로 여길 수 있다. 1964년부터 체계적인 치료법으로 사용되고 있는 시아추는 숙련된 손놀림으로 엄지손가락, 손바닥, 손가락 관절, 팔꿈치를 이용하여 부드럽고 깊은 압을 가하는 일본인들의 전통적인 수(手)치료기술이다.

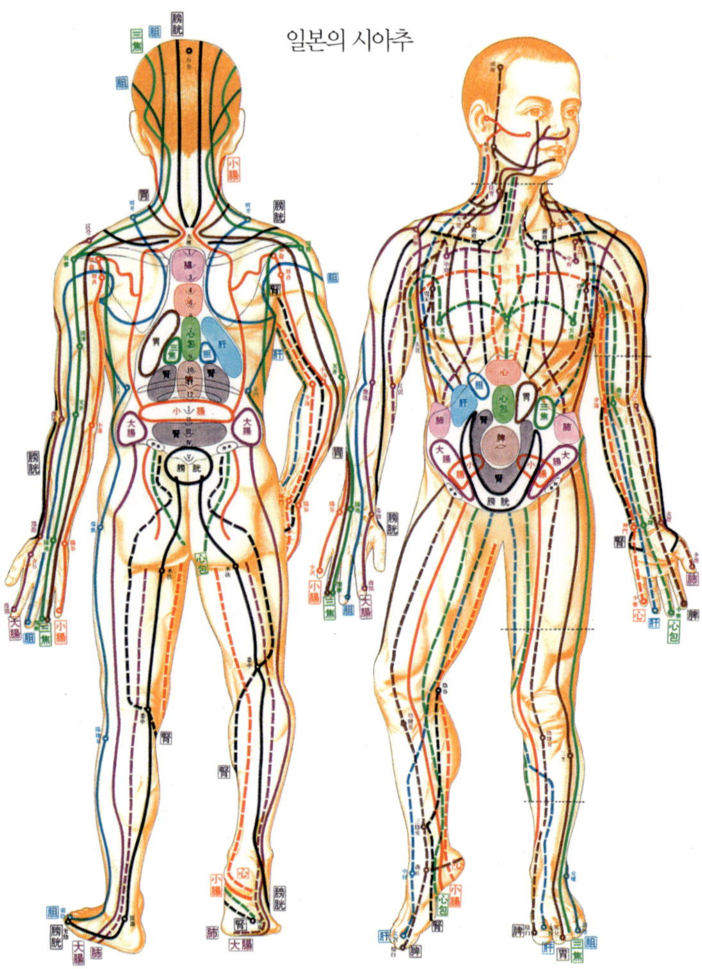

일본의 시아추

THAI MASSAGE

3. 태국 : 타이마사지

태국 전통 마사지의 유래는 라마1세라고 불리는 부다 윳파 출라록왕(King Buddha yodfa chulalok, AD 1782~1809)이 국민의 건강을 위한 조치로 일반적인 의학적 지식을 모아 남기게 하였는데, 이것은 포타람사원(Wat Photaram)에 의학적 유산으로 남겨지게 되었다. 이곳은 현재 왓포라고 불리는 사원이다. 당시 새겨진 석판들과 여러 자료들이 현재 잘 보존되어 유네스코에 의해 2007년 세계문화유산으로 지명을 받았다.

타이마사지(Thai Massage)는 인체를 흐르고 있는 10가지 에너지 라인(SEN SIB)을 따라 자극하는 것이다. 센을 자극하는 첫 번째 방법은 센라인을 눌러주는 것이다. 10센의 줄기 중 일부분은 사람의 손으로 자극할 수 있는 곳에 존재한다. 주로 팔과 다리 그리고 척추를 따라가는 라인이 그것인데 이 부위를 모지(엄지손가락)나 팔꿈치, 수장(손바닥) 등을 이용하여 자극하고 눌러주는 방법이 보편적으로 쓰인다. 두 번째는 스트레칭과 바람 문 열기를 통하여 손이 닿지 않는 부위와 연결조직 등을 열어줌으로써 생명의 기운을 원활하게 흐르도록 하는 방법이다. 마지막으로 자기 스스로 센라인을 여는 방법인데 타이요가라 불리우는 르씨따뜬의 동작들을 통해 스스로의 기운을 북돋우는 방법이 있다.

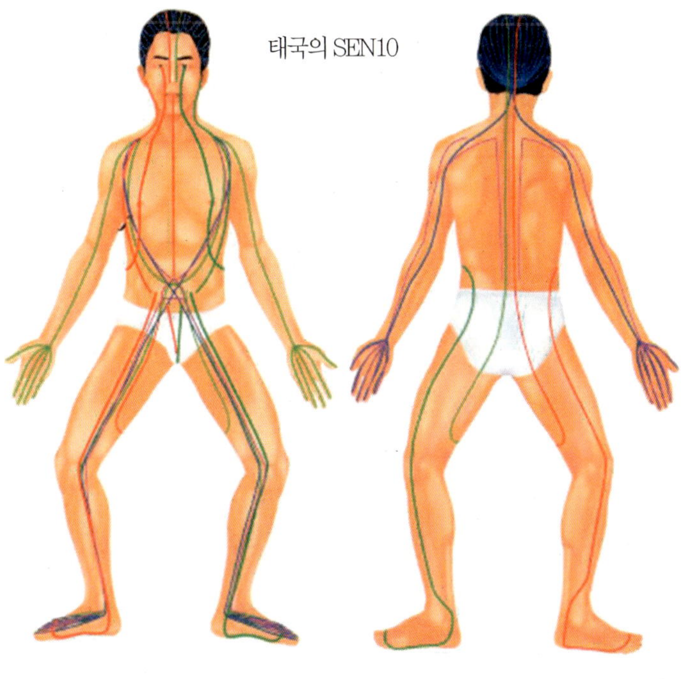
태국의 SEN10

ASIAN MASSAGE

EFFECTS OF ASIAN TOUCH

아시안 터치의 효과

일반적으로 마사지는 단순히 긴장된 근육을 이완시키는 것뿐 아니라 물리적, 생리적, 심리적 효과가 있다. 아시안 터치의 특장점을 알아본다.

(1) 긴장완화, 통증감소

현대인들의 라이프스타일에 따른 근골격계 통증은 흔히 비슷한 양상을 띤다. 어깨, 목, 허리통증은 자세와 불규칙한 생활에 따른 문제로 아시안 터치는 기혈조절 및 세포 활성작용을 도와 통증을 완화하고 숙면을 도우며 만성피로 및 우울증 완화에 도움을 준다.

(2) 체내 독소배출 및 면역증강

혈액 및 임파계의 순환을 강화해서 신진대사가 활발해지고 노폐물 배출이 촉진되어 체내 산성화를 방지한다. 따라서, 피로가 쉽게 회복되고 부종을 가라앉히고, 손상조직을 치유하며, 적혈구, 백혈구세포를 증가시켜 점진적으로 면역기능을 강화한다. 암, 성인병 예방 및 체질개선 효과가 있다.

(3) 조화, 그리고 균형

신체의 각 부위별로 긴장을 완화시켜 줄 뿐 아니라 특히, 긴장된 근육과 균형이 어그러진 관절, 골격 등을 스트레칭과 지압 등을 통해서 정상으로 돌아올 수 있게 도와준다. 근육과 골격의 균형으로 인한 내부 장기의 기능이 향상되어 생리활성도가 좋아진다. 따라서, 아시안 터치는 문제가 생긴 부위를 집중적으로 마사지하는 것보다 몸 전체의 균형을 위해 전신 마사지를 일정한 기간을 두고 정기적으로 시술 받는 것이 더욱 효과가 있다.

(4) 유연성 증가와 운동효과

아시안 터치는 전, 후반부 스트레칭을 통해 유연성을 길러주고 운동량이 부족한 사람의 경우는 가벼운 운동을 한 것과 비슷한 심박수의 증가와 근육의 이완정도를 경험할 수 있다. 또한, 근골격의 불균형이 있을 시에는 지속적이고 정기적인 마사지로 간접 교정의 효과를 볼 수 있다.

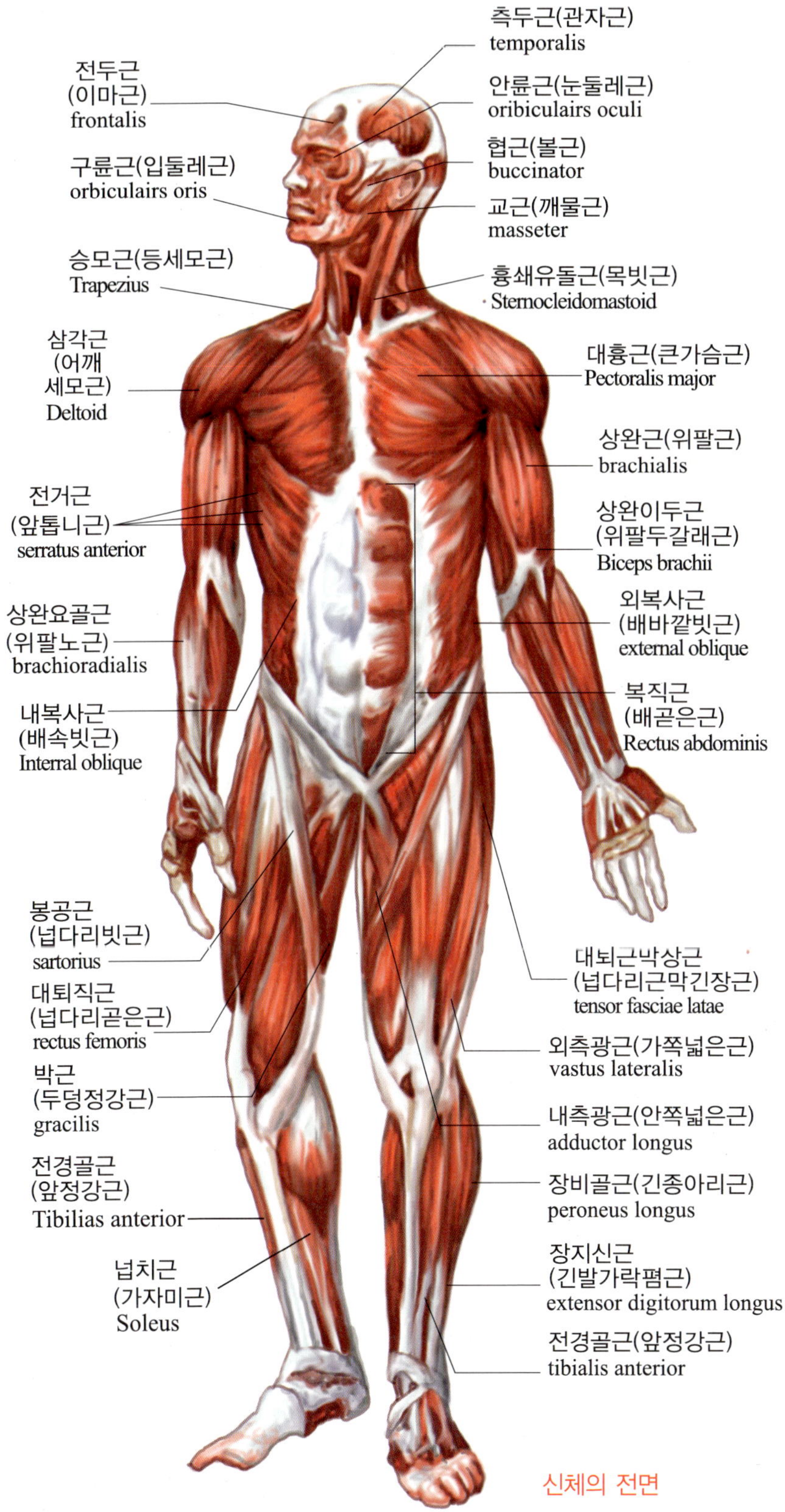

신체의 전면

ASIAN MASAGE

신체의 후면

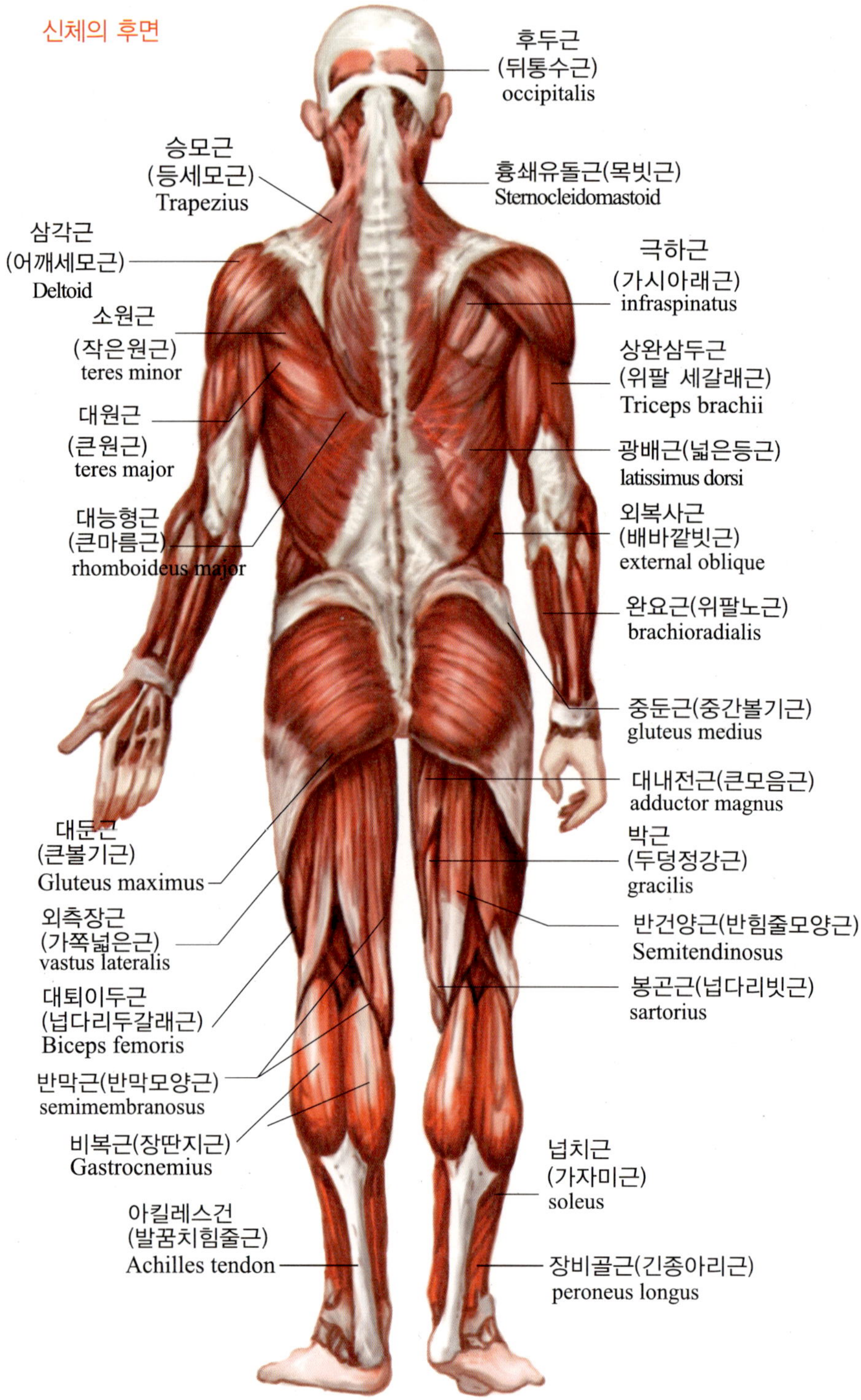
후두근
(뒤통수근)
occipitalis
승모근
(등세모근)
Trapezius
흉쇄유돌근(목빗근)
Sternocleidomastoid
삼각근
(어깨세모근)
Deltoid
극하근
(가시아래근)
infraspinatus
소원근
(작은원근)
teres minor
상완삼두근
(위팔 세갈래근)
Triceps brachii
대원근
(큰원근)
teres major
광배근(넓은등근)
latissimus dorsi
대능형근
(큰마름근)
rhomboideus major
외복사근
(배바깥빗근)
external oblique
완요근(위팔노근)
brachioradialis
중둔근(중간볼기근)
gluteus medius
대내전근(큰모음근)
adductor magnus
대둔근
(큰볼기근)
Gluteus maximus
박근
(두덩정강근)
gracilis
외측장근
(가쪽넓은근)
vastus lateralis
반건양근(반힘줄모양근)
Semitendinosus
대퇴이두근
(넙다리두갈래근)
Biceps femoris
봉곤근(넙다리빗근)
sartorius
반막근(반막모양근)
semimembranosus
비복근(장딴지근)
Gastrocnemius
넙치근
(가자미근)
soleus
아킬레스건
(발꿈치힘줄근)
Achilles tendon
장비골근(긴종아리근)
peroneus longus

COMPOSITION OF TECHNIQUES

아시안 터치의 테크닉 구성

1. 후면 이완

(1) 발바닥 엄지 누르기

양 엄지를 이용하여 손가락 힘이 아닌 상체를 기울여 상체의 무게로 발바닥 중앙을 한쪽씩 지압해 줍니다.

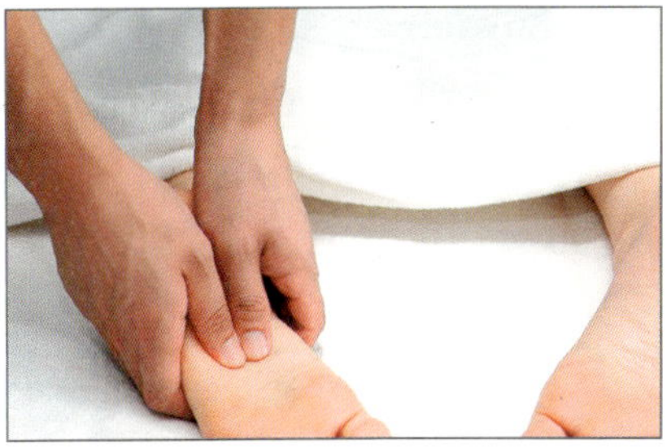

(2) 발뒷꿈치 엄지 누르기

양 엄지를 양 발뒤꿈치에 고정하고 동시에 3초간 지압해 줍니다.

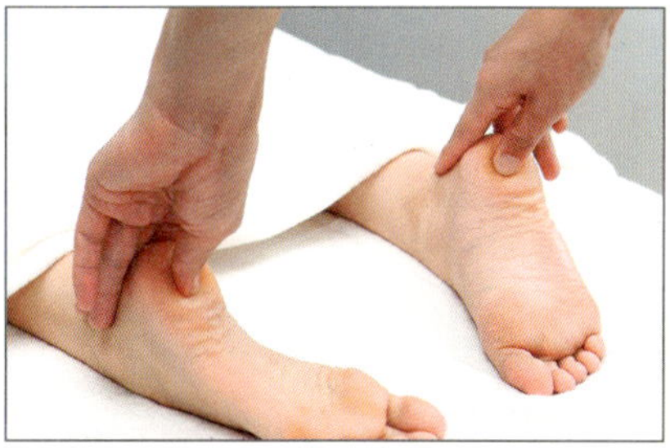

(3) 종아리 양 손바닥 이완

양 손바닥을 이용하여 양 종아리를 번갈아가며 이완시켜 줍니다.

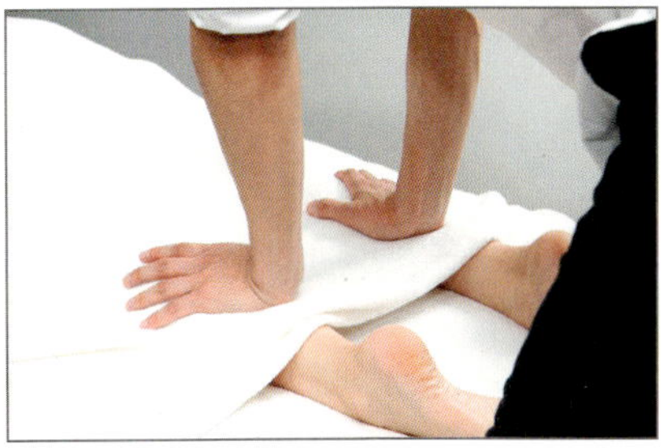

비복근 (Gastrocnemius muscle)

비복근은 일명 '발레리나의 근육(toe dancer' s muscle)' 이라고 하는데 그 이유는 발레리나가 발가락으로 서서 회전할 때 사용하는 근육이기 때문이다. 이 근육의 내측두는 가장 부피가 크다.

- 원어(original word)
  Greek : gaster-bell kneme-leg
- 기시부(origin)
  내측갈래 : 대퇴골 내측위 관절융기
  외측갈래 : 대퇴골 외측위 관절융기
- 정지부(insertion)
  아킬레스건으로 가는 공통건
- 작용(action)
  발의 저굴, 무릎의 굴곡
- 지배신경(nerve)
  경골신경 S1, S2

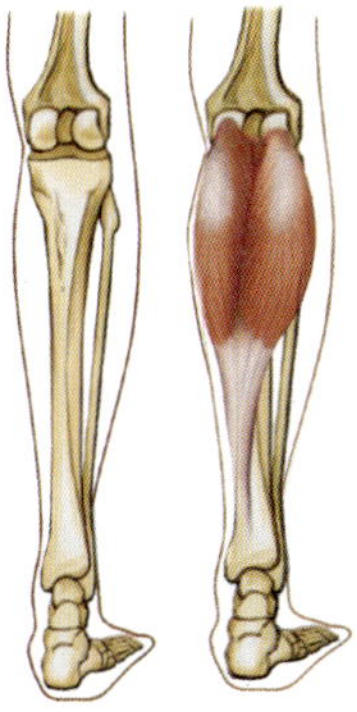

(4) 대퇴부 양 손바닥 이완

양 손바닥을 이용하여 양 대퇴부(허벅지 뒷면)을 번갈아가며 눌러주어 이완시켜 줍니다.

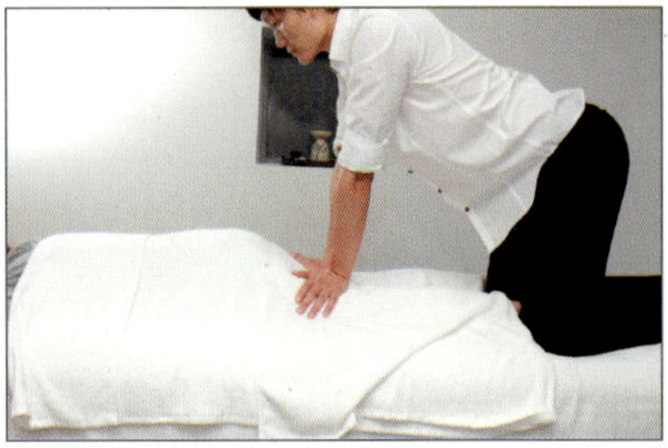

(5) 등 전체 양 손바닥 이완

양 손바닥을 이용하여 등 전체를 번갈아가며 눌러주어 이완시켜 줍니다.

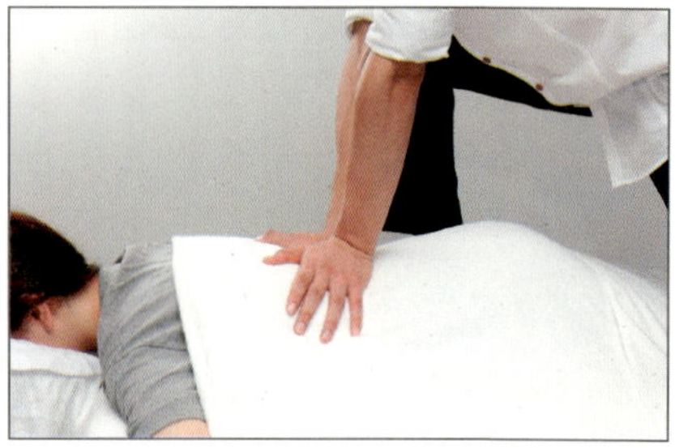

대퇴이두근 (Biceps femoris muscle)

대퇴이두근은 뒤쪽에서 허벅지 양쪽을 차지하고 안쪽에서 바깥쪽으로 중앙선을 교차하여 비골과 연결된다. 대퇴이두근의 작은 머리 부분은 엉덩이 관절을 교차하지 않는다.

- 원어(original word)
  Latin : bi-twice
  caput-head
  femoralis-pertaining to the femur
- 기시부(origin)
  장두 : 좌골결절의 후면부
  단두 : 대퇴골의 외측
- 정지부(insertion)
  비골두
- 작용(action)
  대퇴의 신전, 무릎의 굴곡
- 지배신경(nerve)
  경골신경 L5, S1, S2, S3

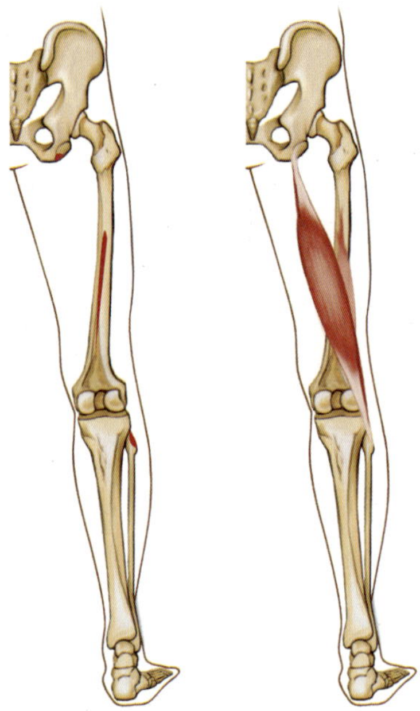

(6) 극하근 양 손바닥 이완

양 극하근에 양 손바닥을 고정한 후 몸통바깥 방향으로 써클하여 이완시켜 줍니다.

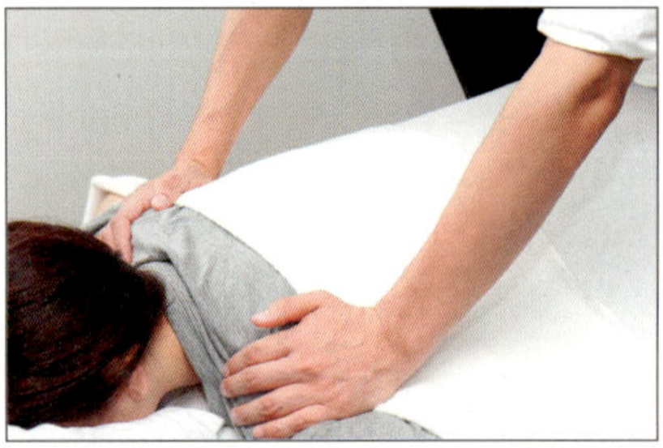

(7) 삼두근 양 손바닥 이완

양 손바닥을 이용하여 양 삼두근을 앞 방향으로 굴려주며 이완시켜 줍니다.

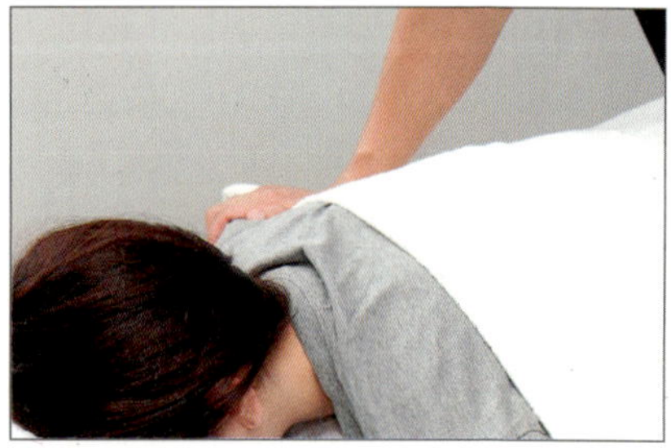

극하근 (Infraspinatus)

이 근육은 강한 건막에 의해 유지되며, 견갑골 중앙에서 판판해진 완압을 형성한다.

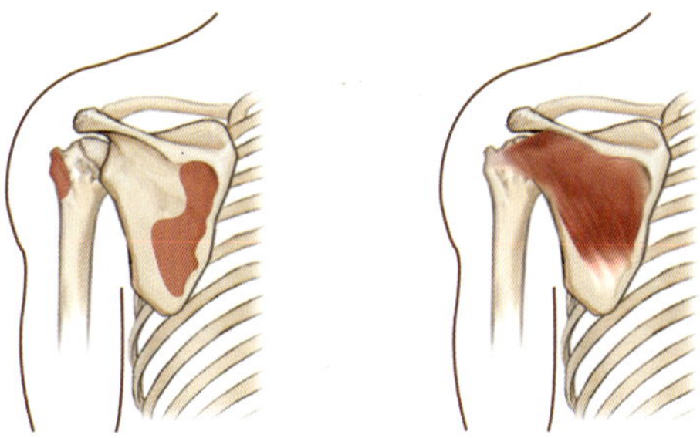

- 원어(original word)
  Latin : infra–beneath
  spinatus–spine
- 기시부(origin)
  견갑극하의 극하와의 내측 2/3
- 정지부(insertion)
  상완골의 대결절후면
- 작용(action)
  어깨의 신전과 외회전
- 지배신경(nerve)
  견갑상신경 C5, C6

상완삼두근 (Triceps brachii muscle)

상완삼두근은 전거근과 함께 '복서의 근육(boxer's muscle)'이라 하는데 펀치를 날릴 때 팔을 펴는 역할을 하기 때문이다. 이 근육은 팔이 쉬고 있을 때 장두는 상완골을 올리며, 견갑골 관절와에 대하여는 상완골의 말단을 강하게 지지하는 작용을 한다.

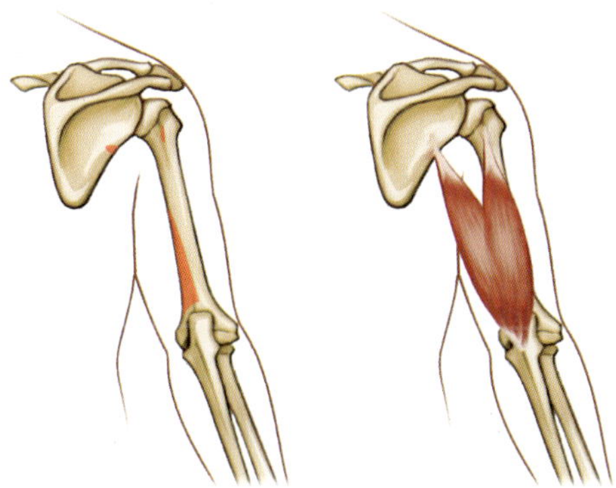

- 원어(original word)
  Greek : treis–three
  Latin : bracchium–arm
- 기시부(origin)
  장두 : 견갑골의 관절과 하순
  내측두 : 요골신경 내측 및 원위부 상완골
  외측두 : 요골신경 외측 및 근위부 상완골
- 정지부(insertion)
  척골의 주두
- 작용(action)
  팔꿈치의 신전, 어깨의 신전
- 지배신경(nerve)
  요골신경 C7, C8

(8) 경부 이완

한손은 흉부에 고정하고 다른 한손은 엄지와 검지을 이용하여 원을 그리며 경부를 이완시켜 줍니다.

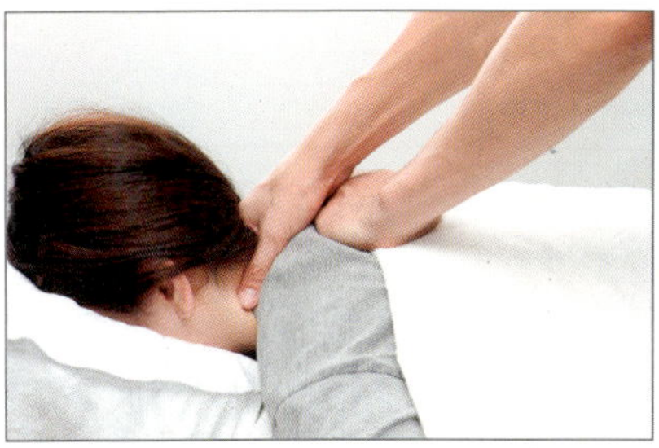

(9) 기립근 이완

양 손바닥을 이용하여 좌우 기립근을 동시에 압박하며 내려갑니다.

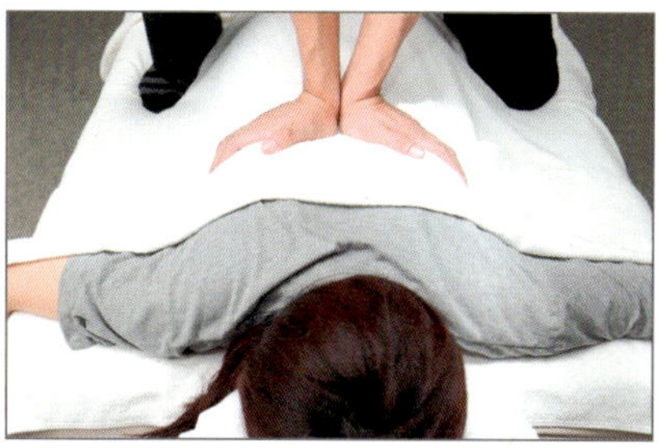

(10) 둔부 이완

장골과 둔부상단을 양 손바닥으로 압박하며 이완동작을 마무리합니다.

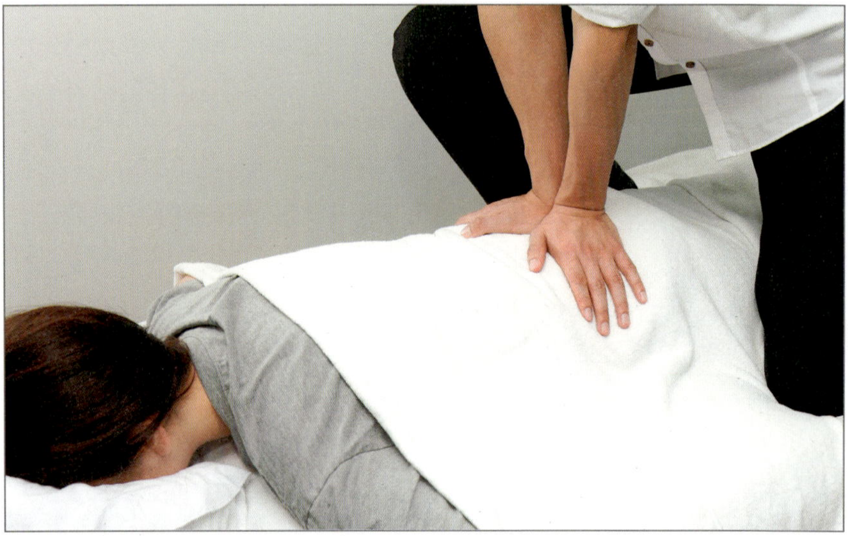

2. 후면 상체

(1) 교감터치

양 손바닥으로 가볍게 등에서 옆구리, 팔, 목 순으로 쓸어 올려주며 교감터치합니다.

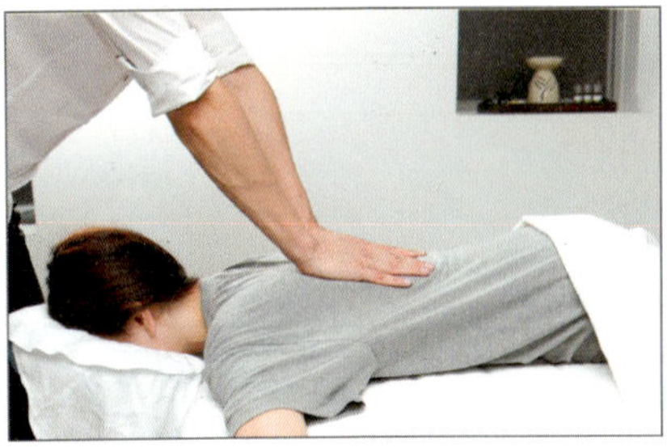

(2) 백회혈 지압

양 엄지를 겹쳐서 백회혈을 3초간 지그시 지압해 줍니다.

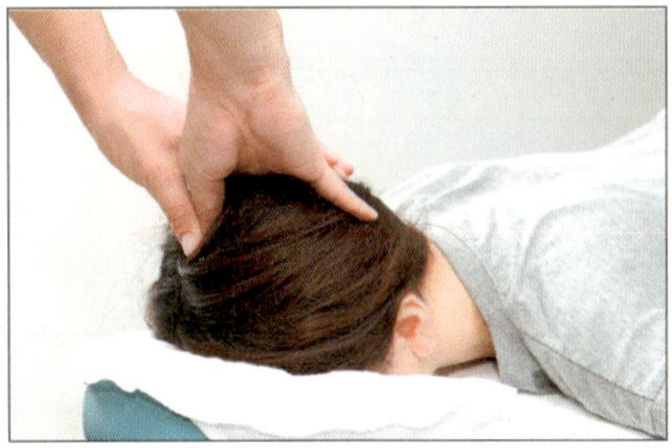

(3) 양 손가락끝 두피 마사지

양 손가락 끝을 이용하여 두피를 가볍게 굴리듯 지압해 줍니다.

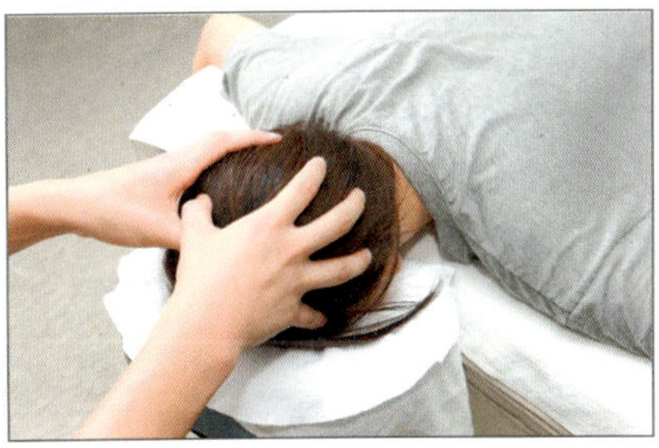

백회 p.27 참고

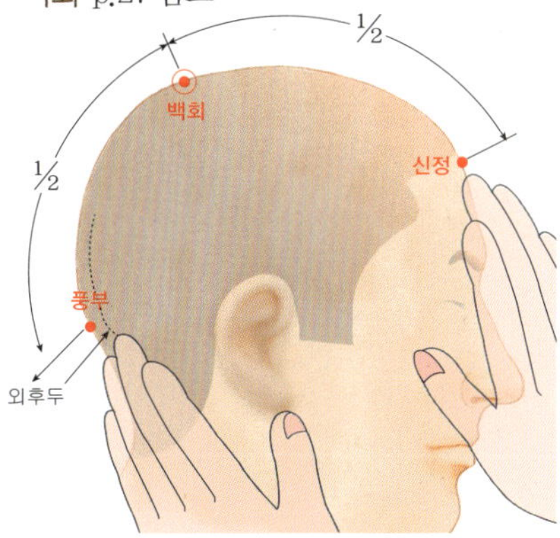

(4) 후두하근 마사지

양 네손가락 끝을 이용하여 후두하근을 회전하며 마사지 한 후, 풍지혈을 3초간 지압해 줍니다.

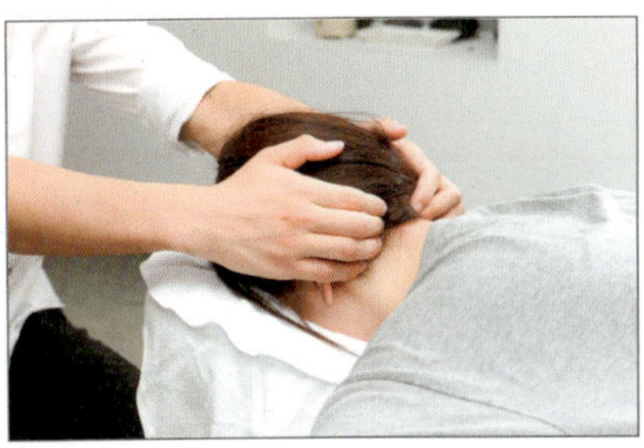

풍지

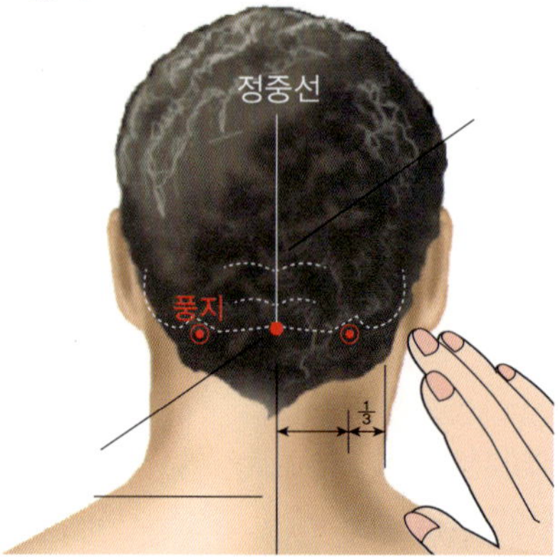

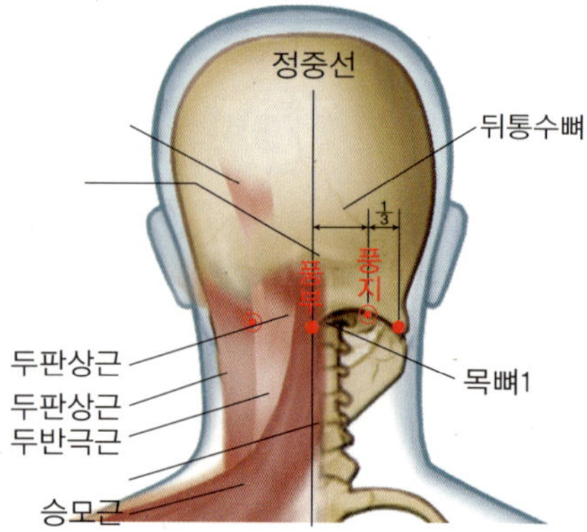

후두근 (Occipital muscle)

두개정의 건막을 늘려주고, 후두골 상부곡선 2/3로부터 시작하여 두개정 건막의 후방경계 속으로 삽입된다.

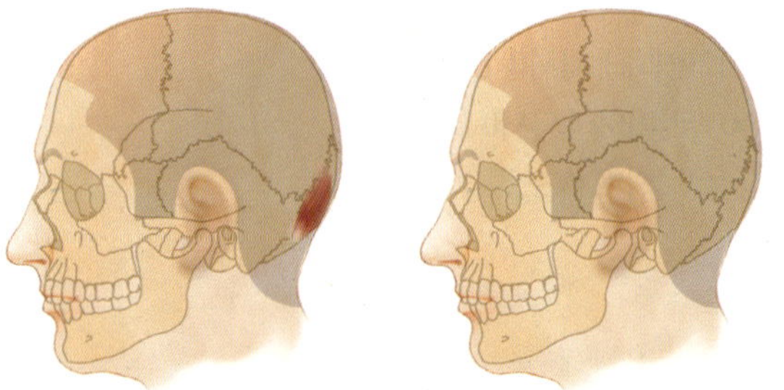

- 원어(original word)
  Latin : occipitalis–pertaining to the back of the head
- 기시부(origin)
  후두골의 위쪽 목덜미선 외측 2/3
- 정지부(insertion)
  머리덮개널힘줄
- 작용(action)
  두개골의 두피를 움직임
- 지배신경(nerve)
  얼굴신경, 뇌신경 7번

(5) 경부이완 마시지

한손 엄지와 검지를 이용하여 원을 그리며 경부를 이완시켜 줍니다.

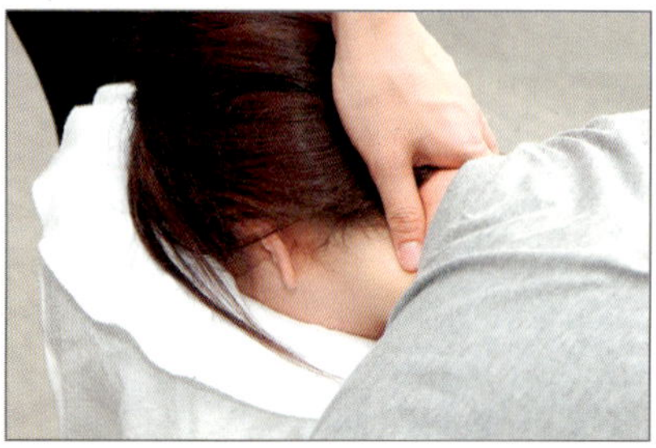

(6) 양 엄지 판상근 마사지

양 엄지를 이용하여 판상근에 천천히 지압하며 목 전체를 연결하듯 마사지해 줍니다.

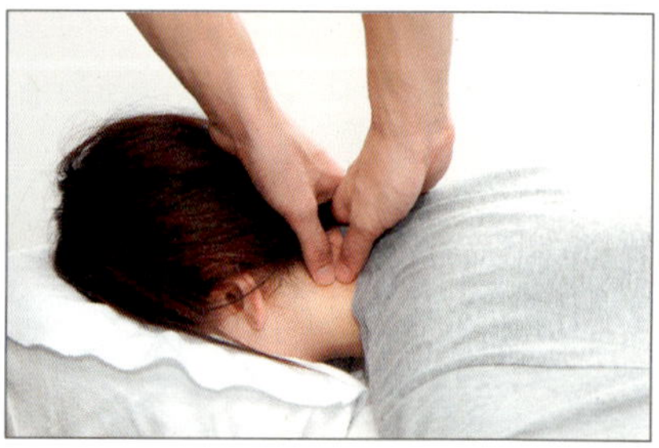

(7) 견갑거근, 상부승모근 마사지

양 엄지를 이용하여 견갑거근에서 상부승모근 방향으로 이동하며 마사지해 줍니다.

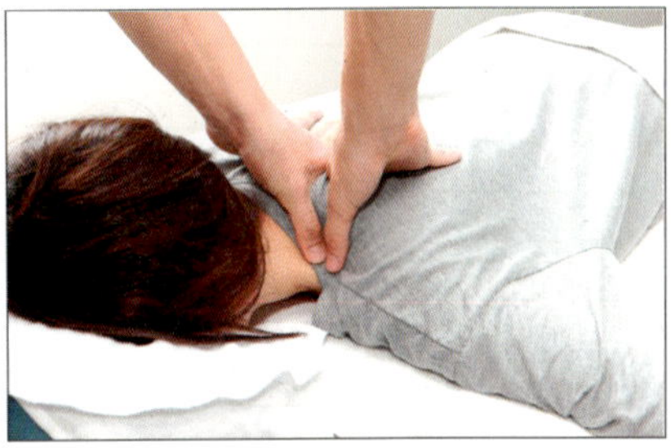

(8) 능형근 이완 1

양 손바닥을 견갑골의 내측연에 걸어서 양측면 바깥쪽으로 밀어내며 늘려줍니다.

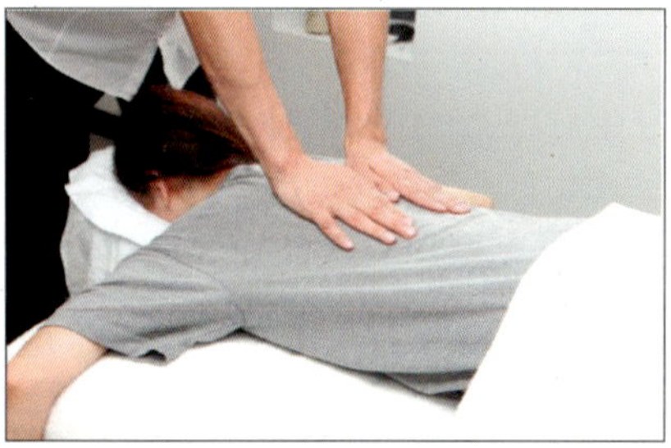

경판상근 (Splenius cervicis muscle)

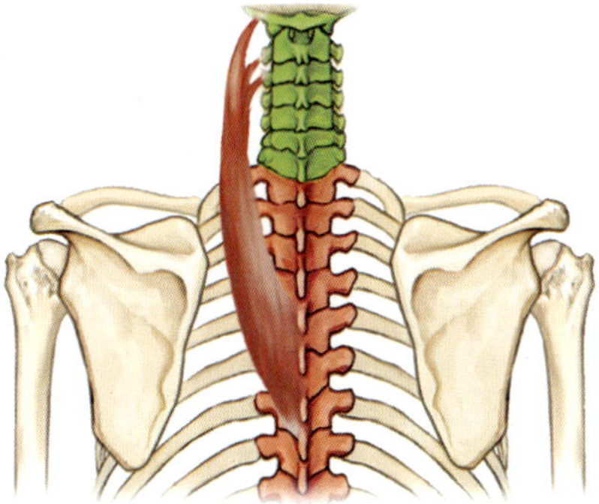

- 원어(original word)
  Greek : splenion–splint or bandage
  cervicalis–neck
- 기시부(origin)
  흉추 3번~6번의 극돌기
- 정지부(insertion)
  경추 1번~3번의 횡돌기
- 작용(action)
  머리의 과신전과 회전
- 지배신경(nerve)
  하경추신경

승모근 (Trapezius muscle)

이 근육은 마치 옷걸이에 걸려 있는 듯한 형태를 띠고 있어 일명 '옷걸이 근육(coat hanger muscle)'이라고도 한다. 승모근은 3개의 근육이 하나처럼 움직이며, 상위 · 중간 · 하위의 근육들은 각각의 기능을 담당하기도 한다.

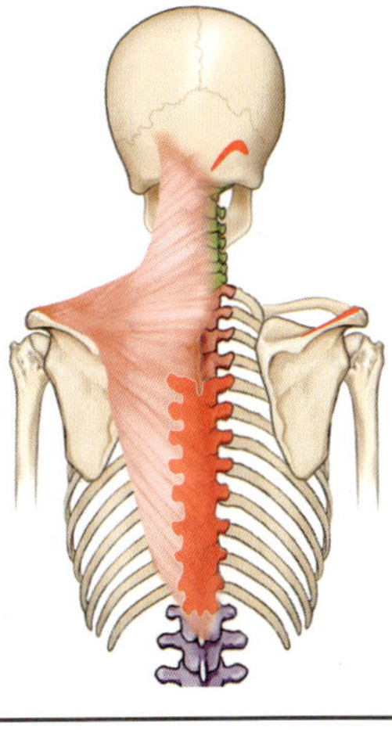

- 원어(original word)
  Greek : trapezoeides–tablelike
- 기시부(origin)
  후두골, 목덜미인대, 극돌기(경추 1번~흉추 12번)
- 정지부(insertion)
  쇄골 외측 3/1, 견봉돌기, 견갑골극
- 작용(action)
  견갑골의 회전 · 하강 · 상승 · 뒤로당김 · 내전, 머리의 회전과 신전
- 지배신경(nerve)
  부신경, 목신경, 뇌신경 11번, C3, C4

(9) 능형근 이완 2

전완(엘보)을 이용하여 능형근을 고객의 머리 방향으로 밀어내듯 근막을 이완시켜 줍니다.

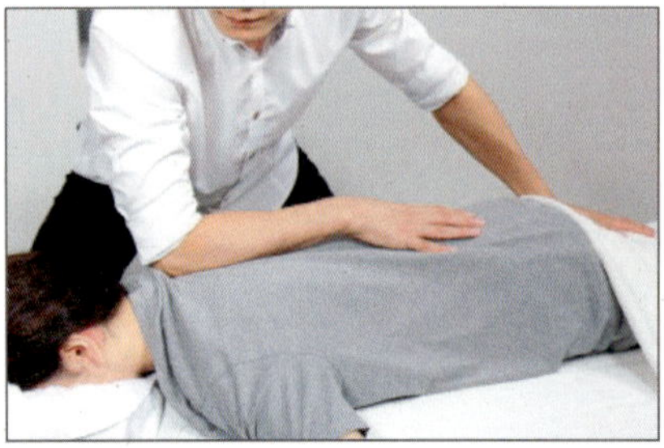

(10) 능형근 마사지 1

전완(엘보)을 이용하여 견갑골 내측연 안쪽으로 파고들며 능형근 안쪽면을 늘려줍니다.

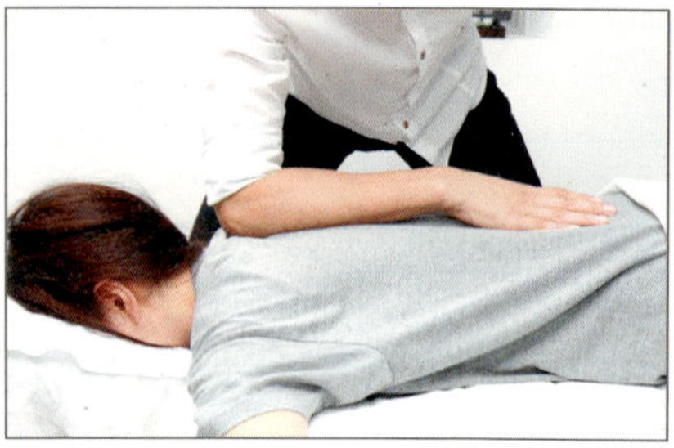

(11) 능형근 마사지 2

양 엄지를 이용하여 극돌기 옆 능형근 마사지를 반복합니다.

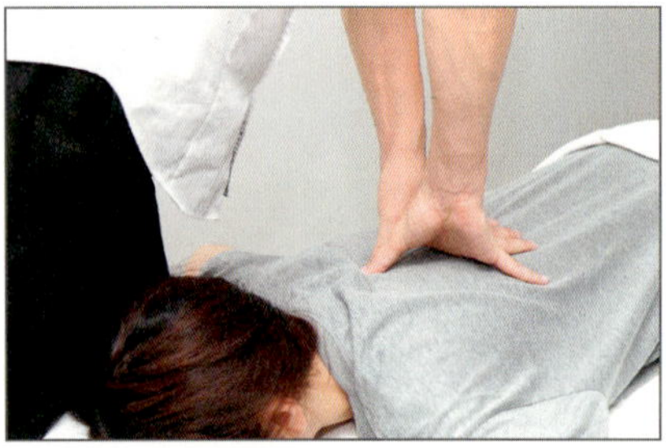

(12) 능형근 마사지 3

전완을 이용하여 능형근 마사지를 반복합니다.

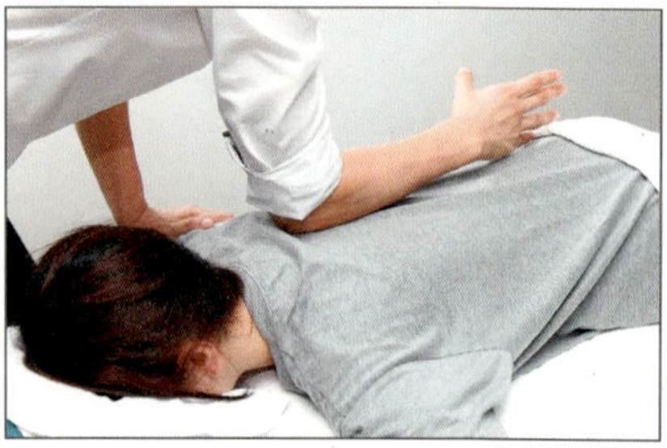

능형근 (Rhomboid muscle)

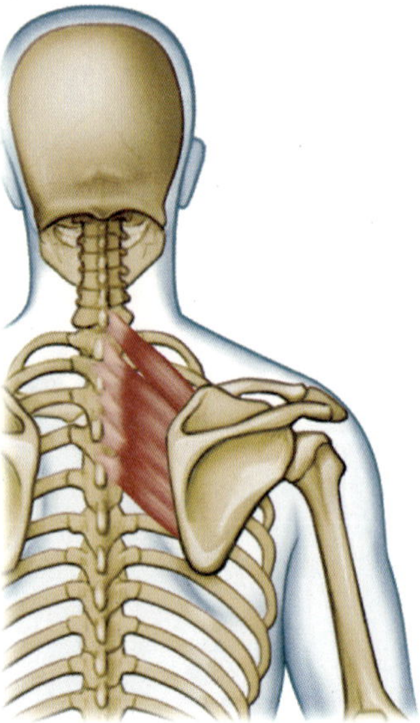

- 원어(original word)
  Latin : rhombos–all sides even
  major–larger
  minor–smaller
- 기시부(origin)
  major : 흉추 2번~5번의 극돌기
  minor : 경추 7번~1번의 극돌기
- 정지부(insertion)
  견갑골의 내측연
- 작용(action)
  견갑골의 내전과 상승
- 지배신경(nerve)
  견갑배신경 C5

(13) 극하근 마사지

손바닥을 이용하여 극하근을 바깥쪽 방향으로 회전하며 마사지해 줍니다.

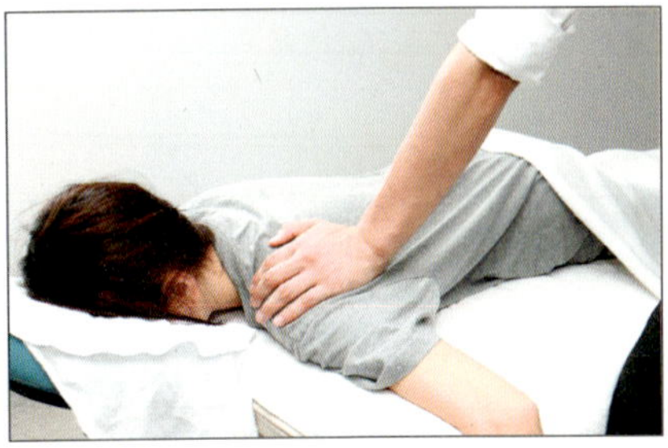

(14) 견정혈 지압

양 엄지를 겹쳐 견정혈을 3초간 지압해 줍니다.

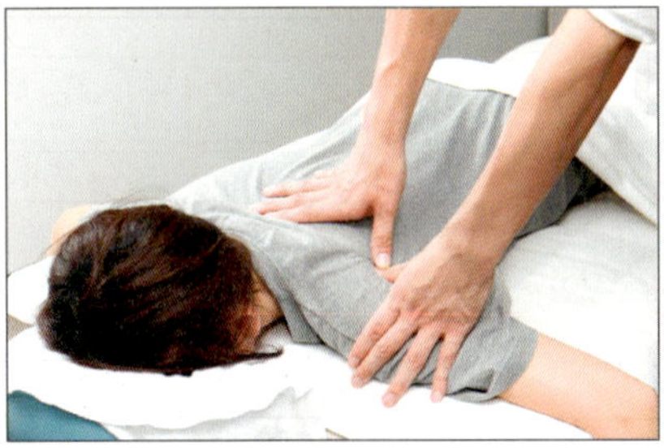

견정

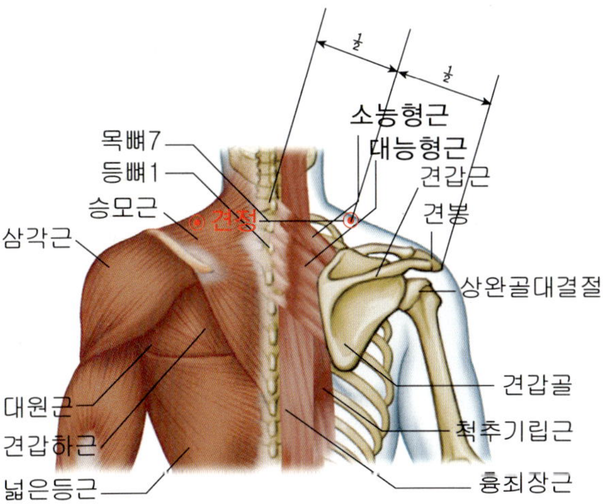

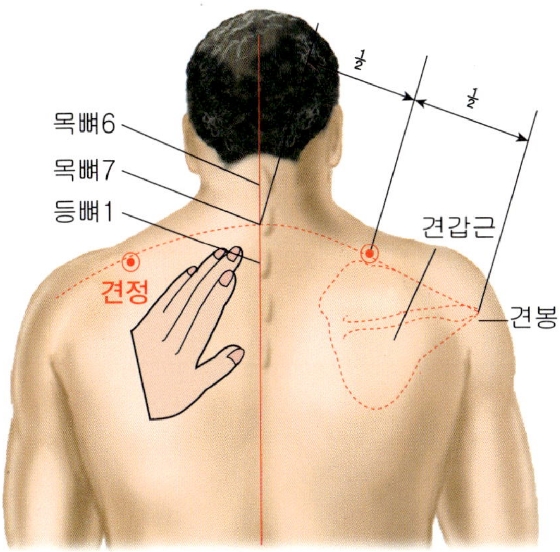

(15) 다열근 마사지

전완을 이용하여 다열근을 위에서 아래 방향으로 이동하며 마사지해 줍니다.

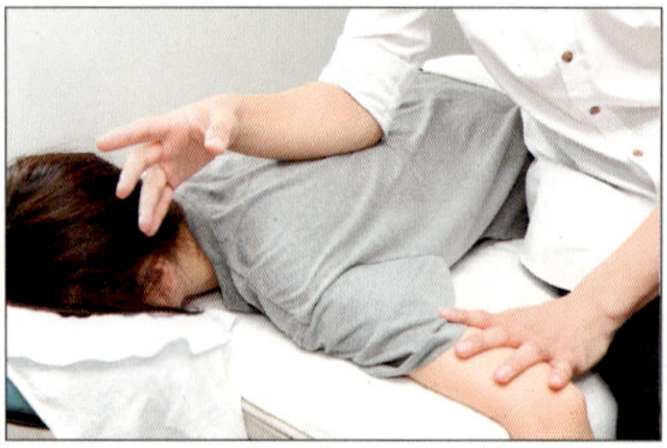

(16) 요방형근 마사지

전완을 이용하여 요방형근을 천천히 압박합니다.

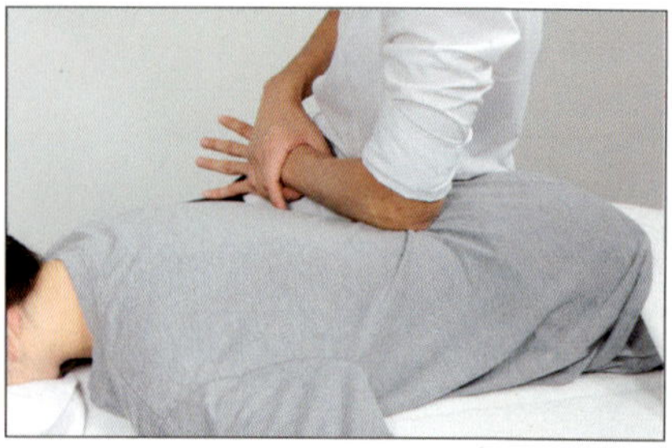

다열근 (Multifidus muscle)

이 근육은 한쪽이 작용하면 척추를 회전시키고, 양쪽이 작용하면 후방으로 신전시킨다.

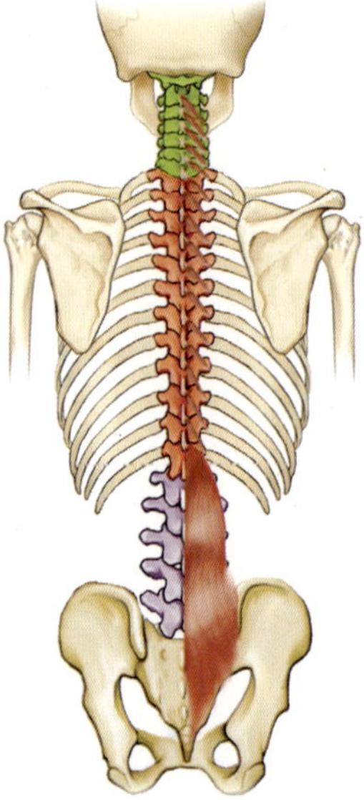

- 원어(original word)
  Latin : multus–many
  fidus–to split
- 기시부(origin)
  척추의 횡돌기 구간
- 정지부(insertion)
  척추의 극돌기 2, 3, 4구간 위
- 작용(action)
  척추의 신전과 회전
- 지배신경(nerve)
  척추신경

요방형근 (Quadratus lumborum muscle)

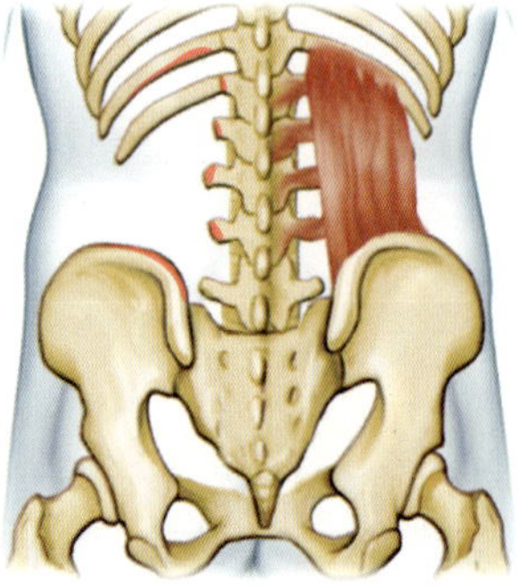

- 원어(original word)
  Latin : quadratus–four sided
  Greek : lumbus–loins
- 기시부(origin)
  장골능의 후면
- 정지부(insertion)
  늑골 12번
  요추 1번~4번의 횡돌기
- 작용(action)
  요추의 과신전, 몸통의 측굴, 대퇴부의 상승
- 지배신경(nerve)
  전지신경 T12, L1, L2, L3, L4

(17) 대장유혈 지압

양 엄지를 겹쳐 대장유혈을 3초간 지압해 줍니다.

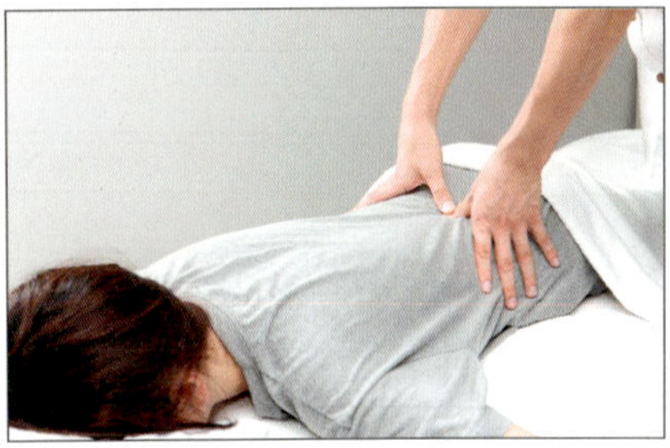

(18) 폐유혈 지압

양 엄지를 겹쳐 폐유혈을 4초간 지압해 줍니다.

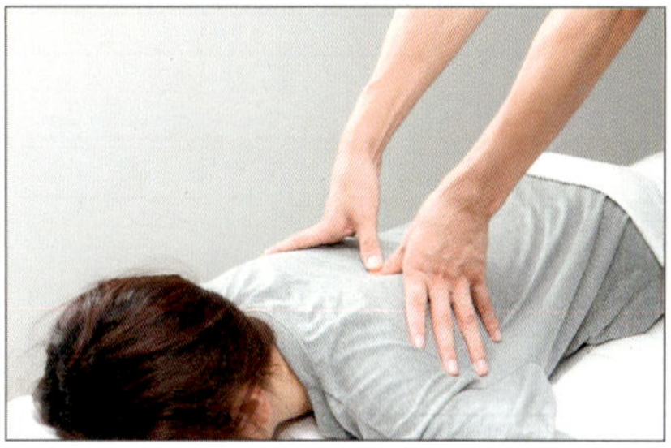

대장유

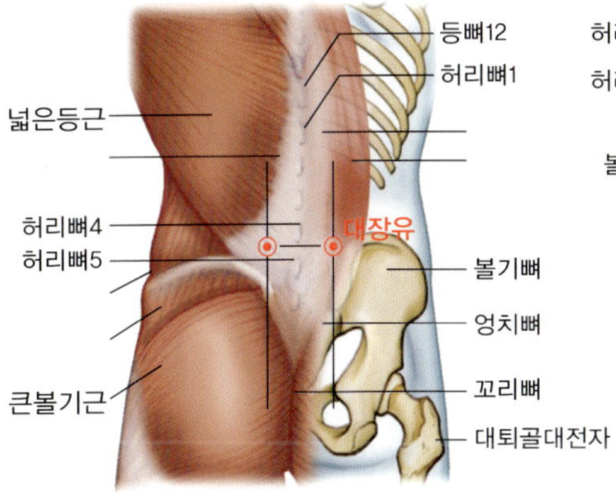

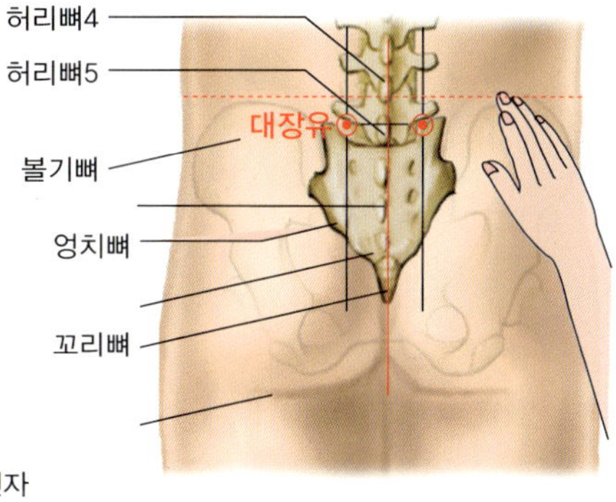

폐유

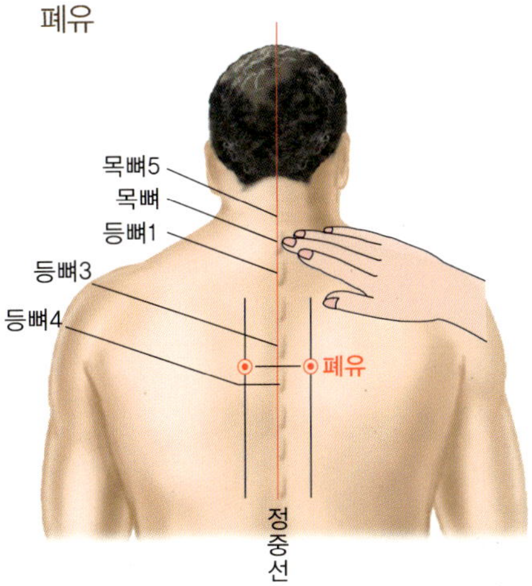

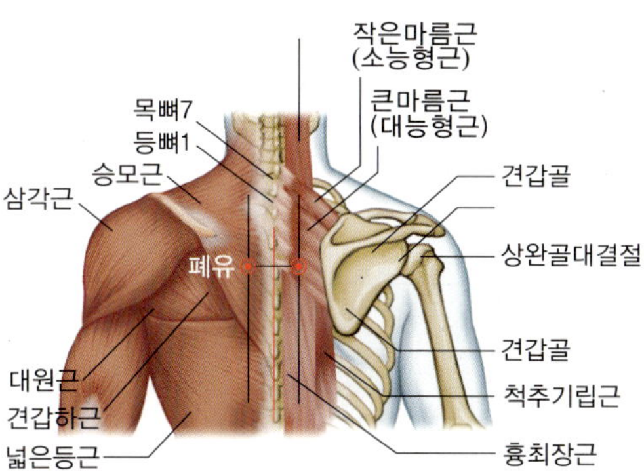

(19) 최장근 마사지

양 엄지를 이용하여 좌우로 움직이며 최장근을 마사지합니다.

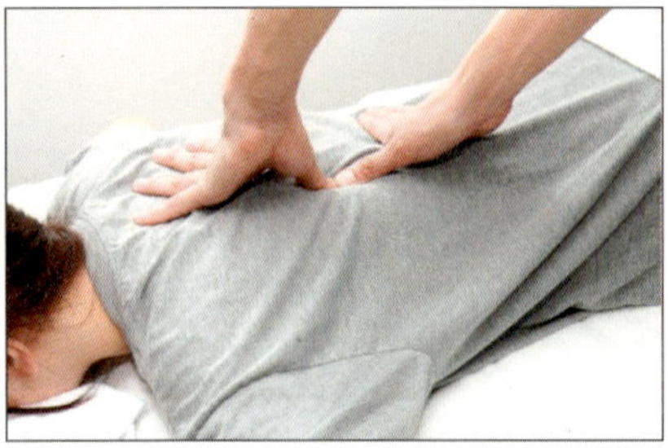

흉최장근 (Longissimus muscle)

흉최장근은 기립근의 중앙관이고 천추에서 두개골까지를 연결하는 매우 긴 근조직이다.

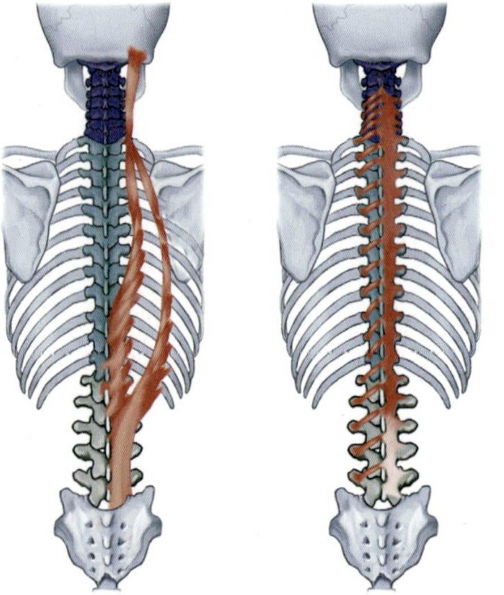

- 원어(original word)
  Latin : longus-long
- 기시부(origin)
  천추
  흉추 1번~요추 5번의 극돌기
  경추 4번~흉추 12번의 횡돌기
- 정지부(insertion)
  관자뼈 유양돌기
  경추 2~ 흉추 12번의 횡돌기
- 작용(action)
  척추의 신전 · 회전 · 측굴
- 지배신경(nerve)
  척수신경

(20) 요방형근 마사지 1

양 엄지를 이용하여 요방형근을 마사지합니다.

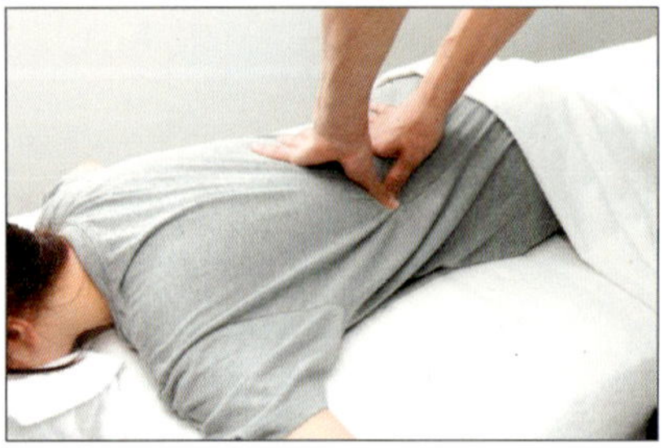

(21) 요방형근 마사지 2

전완을 이용하여 요방형근을 마사지합니다.

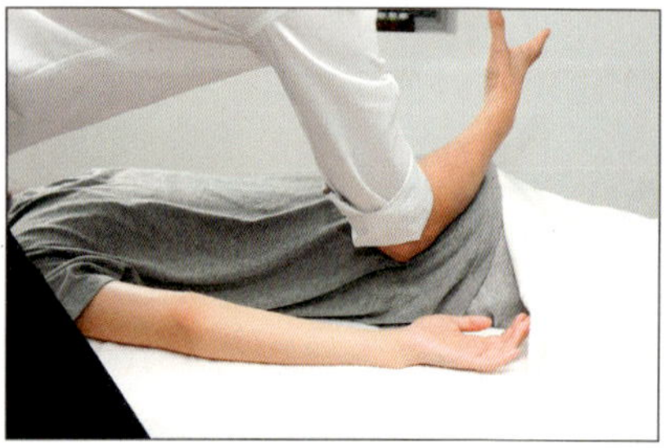

(22) 둔부 마사지

전완을 이용하여 둔부상단에서 대퇴골 방향으로 굴려주며 마사지해 줍니다.

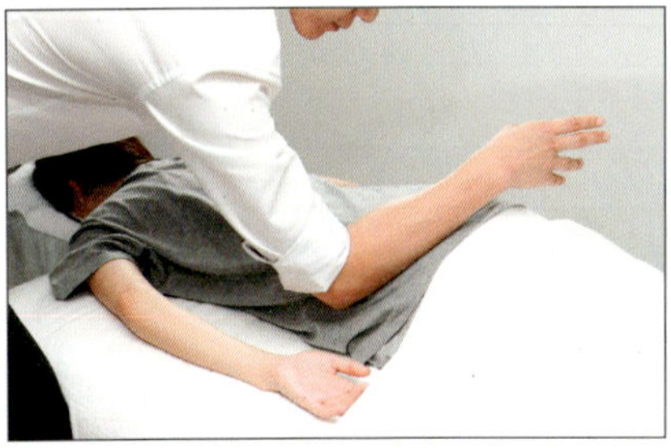

(23) 광배근 마사지

양 모지를 이용하여 광배근을 아래에서 위로 올라가며 마사지합니다.

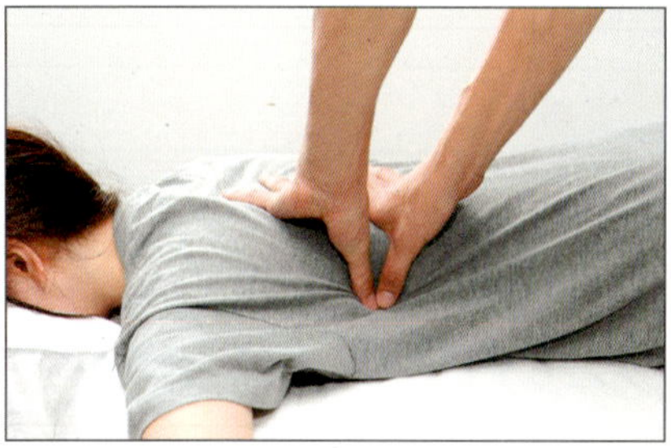

광배근 (Latissimus dorsi muscle)

이 근육은 팔을 올릴 때 대원근 주위에서 가장 잘 보이며, 척추근육과 늑골의 형태를 잘 드러나게 한다. 수영할 때 주로 이 근육을 사용하여 앞으로 나아가기 때문에 '수영 선수 근육(swimmer's muscle)' 이라고도 불린다. 신체에서 가장 넓은 근육이며, 허리 통증과 관련되는 아주 중요한 근육이다. 따라서 이 부위에 힘을 무리하게 주어 물건을 들어 올리게 되면 천장관절 부위가 손상되어 허리 통증이 발생하게 된다.

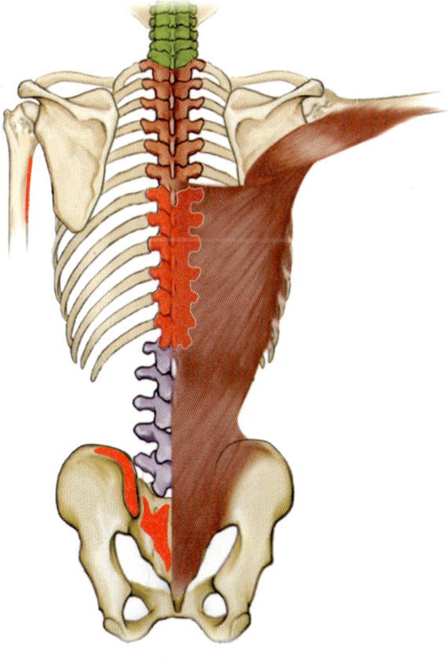

- 원어(original word)
  Latin : latus–broad
  dorsum–back
- 기시부(origin)
  흉추 6번~요추 5번의 극돌기
  요추근막, 장골능, 천골
- 정지부(insertion)
  상완골의 결절간구의 내측연
- 작용(action)
  어깨의 신전 · 내전 · 내회전 · 하강
- 지배신경(nerve)
  흉배신경 C6, C7, C8

ASIAN MASSAGE

(24) 상완 마사지

양 손바닥을 이용하여 상완을 바깥쪽으로 비틀어 놓고 압박합니다.

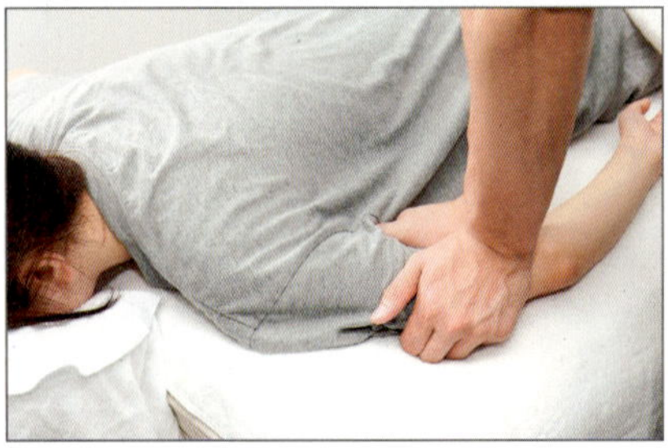

(25) 전완 마사지

손바닥을 이용하여 전완부를 압박합니다.

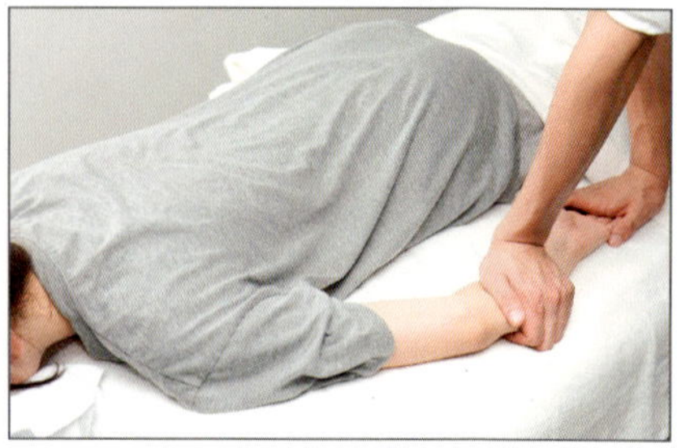

(26) 전완부 마사지

양 엄지를 이용하여 전완근의 정중앙을 지압하며 손바닥 방향으로 이동합니다.

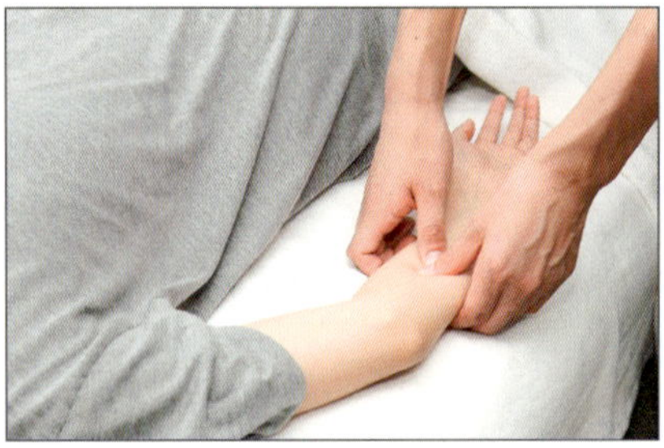

(27) 손 마사지

양 엄지를 이용하여 손바닥을 골고루 지압해 줍니다.

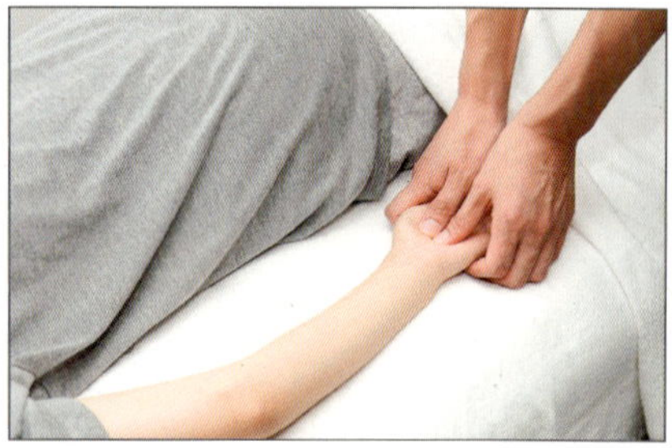

3. 후면 하체

(1) 대퇴사두근 스트레칭

무릎을 접은 상태로 밀어주며 대퇴사두근을 스트레칭 시켜줍니다.

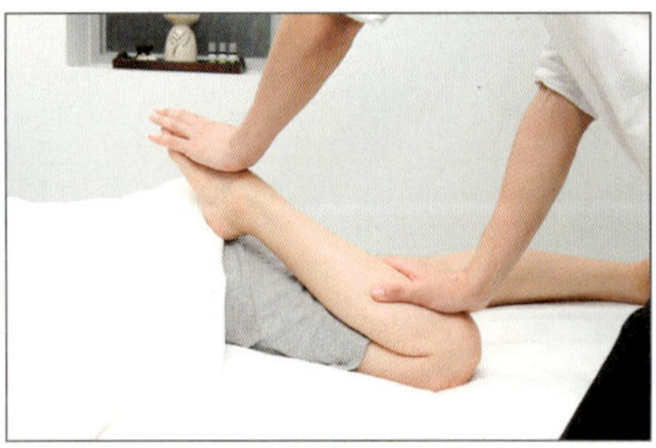

(2) 햄스트링 누르기

양 손바닥을 이용하여 대퇴이두근을 압박하며 발끝쪽 아래로 이동합니다.

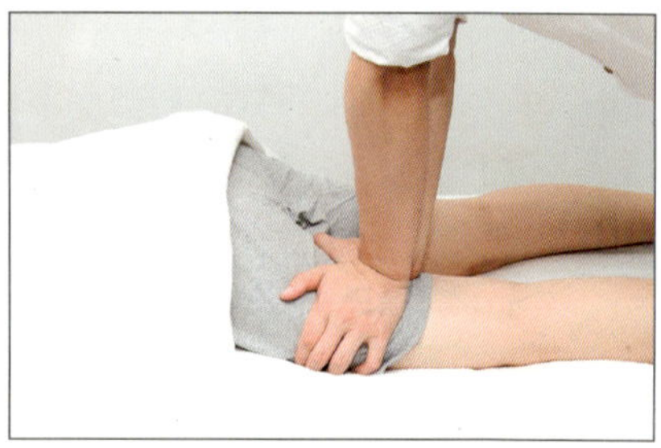

대퇴사두근 (Rectus femoris muscle)

대퇴직근, 중간광근, 내측광근, 외측광근을 아울러 대퇴사두근(guadriceps fermoris)이라 한다. 대퇴직근은 중간관근(vastus intermedius) 위에 위치해 있으며, 대퇴사두근 그룹에서 유일하게 2개의 관절(엉덩이와 무릎)을 교차하고, 2개의 동작을 취하는 작용을 한다.

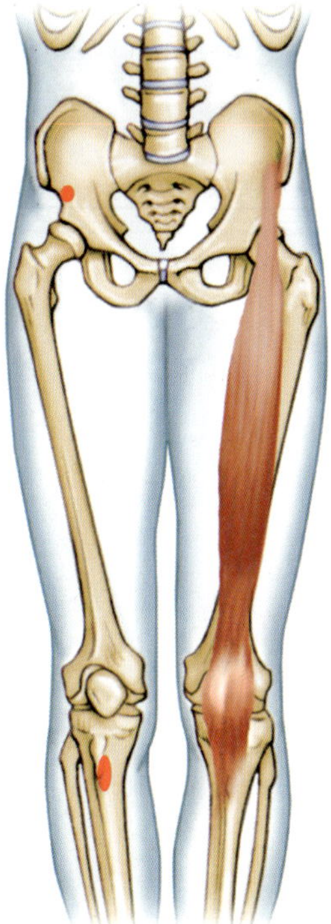

- 원어(original word)
  Latin : rectus–straight
  femoralis–pertaining to the femur
- 기시부(origin)
  장골 전하장골극(AIIS)
- 정지부(insertion)
  슬개골의 근위연
- 작용(action)
  대퇴의 굴곡, 무릎의 신전
- 지배신경(nerve)
  대퇴신경 L2, L3, L4

(3) 비복근 가자미근 양 손바닥 누르기

양 손바닥을 이용하여 비복근을 압박하며 마사지합니다.

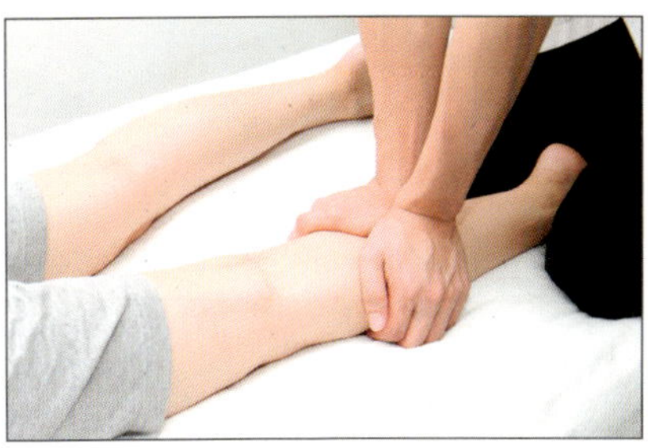

(4) 햄스트링 엄지 압박

양 엄지를 이용하여 대퇴이두근 정중앙을 깊숙이 지압하며 심부근육까지 압박합니다.

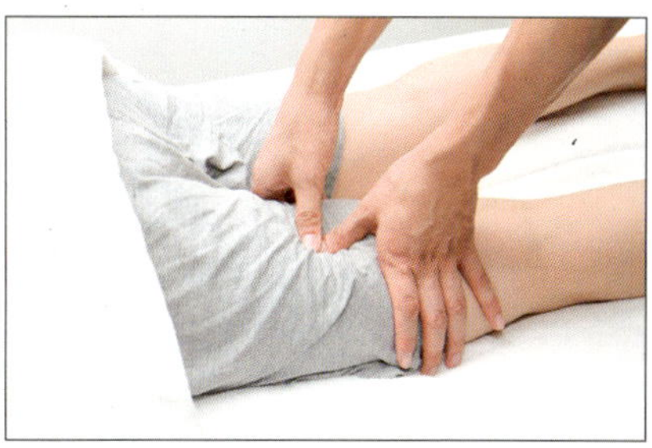

ASIAN MASSAGE

(5) 비복근 가자미근 양 엄지 누르기

양 엄지를 이용하여 비복근 정중앙을 깊숙이 지압하며 가자미근까지 압박합니다.

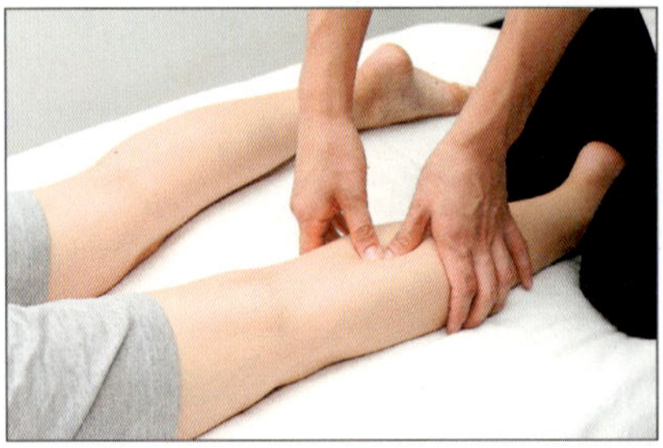

(6) 햄스트링 전완 마사지

전완을 회전하며 대퇴이두근을 골고루 마사지해 줍니다.

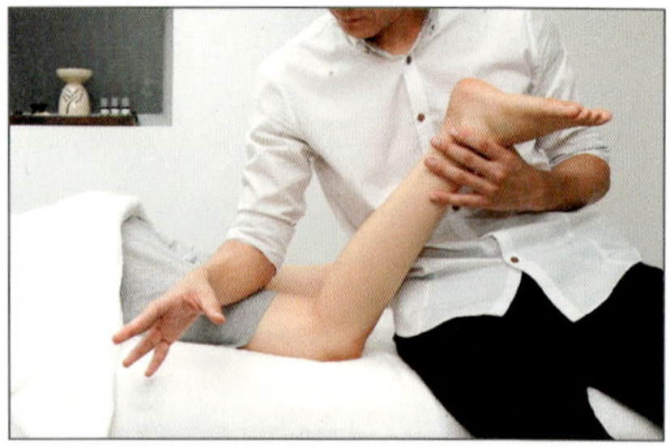

가자미근 (Soleus muscle)

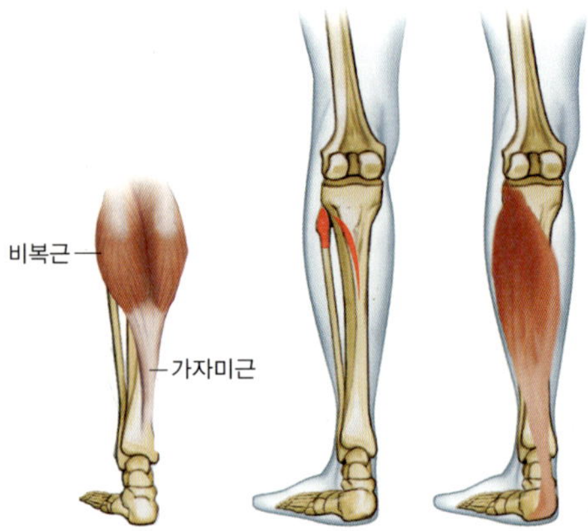

- 원어(original word)
  Latin : Solea-sole of the foot Origin
- 기시부(origin)
  비골상부 2/3 경골 가자미근선
- 정지부(insertion)
  아킬레스건의 밑면
- 작용(action)
  발의 저굴
- 지배신경(nerve)
  경골신경 S1, S2

(7) 비복근 가자미근 전완 마사지

전완을 회전하며 비복근을 마사지합니다.

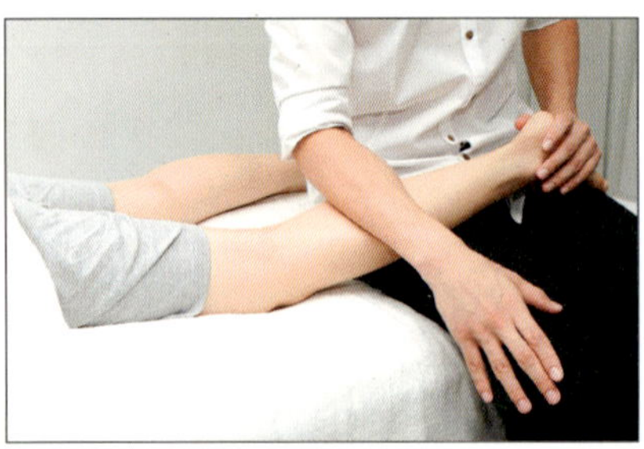

(8) 양다리 대퇴사두근, 발목관절 교차해 스트레칭

양다리를 교차하여 발등을 잡고 고객의 몸통 중앙으로 밀어주며 스트레칭합니다.

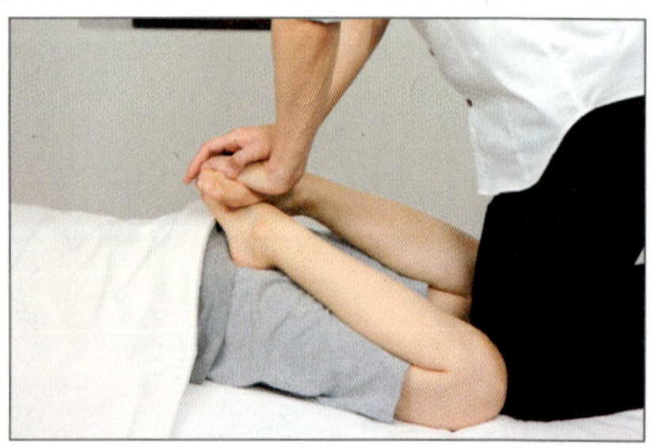

4. 전면 하체

(1) 전경골근 마사지

양 엄지를 겹쳐 전경골근을 지압하고 발끝쪽 아래 방향으로 이동하며 마사지해 줍니다.

(2) 비골근 마사지

양 엄지로 비골근을 마사지하며 발끝쪽 아래 방향으로 이동하며 마사지해 줍니다.

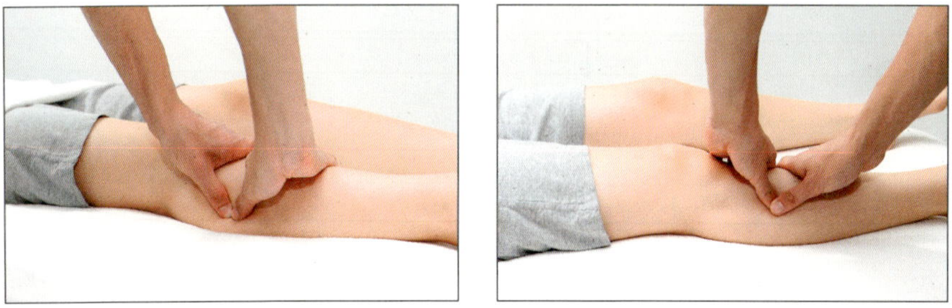

양능천

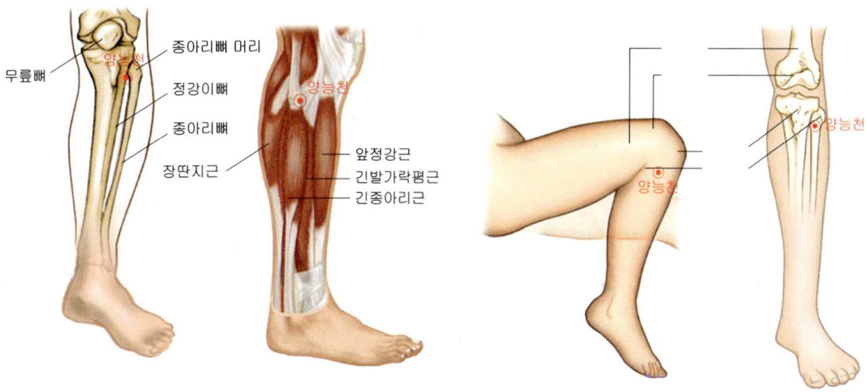

장비골근 (Peroneus longus muscle)

장비골근은 긴비골근(fibularis longus muscle)이라고도 칭한다.

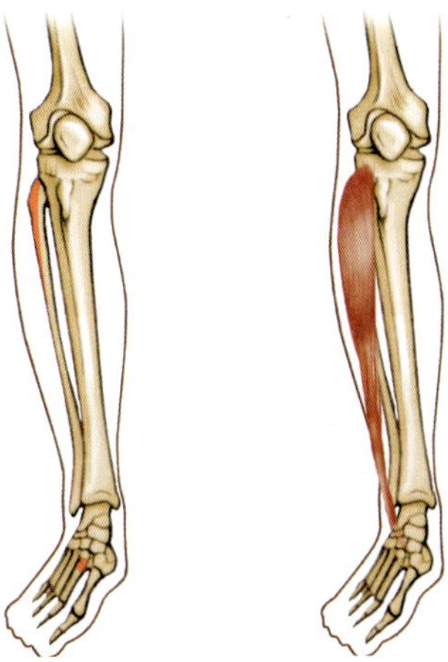

- 원어(original word)
  Latin : longus–long
  Greek : perone–pin
- 기시부(origin)
  비골의 외측면 근위부 2/3
- 정지부(insertion)
  엄지발가락의 기저부와 내측 설상골의 장측 및 외측면
- 작용(action)
  발의 외번과 저굴
- 지배신경(nerve)
  심비골신경 L4, L5, S1

단비골근 (Peroneus brevis muscle)

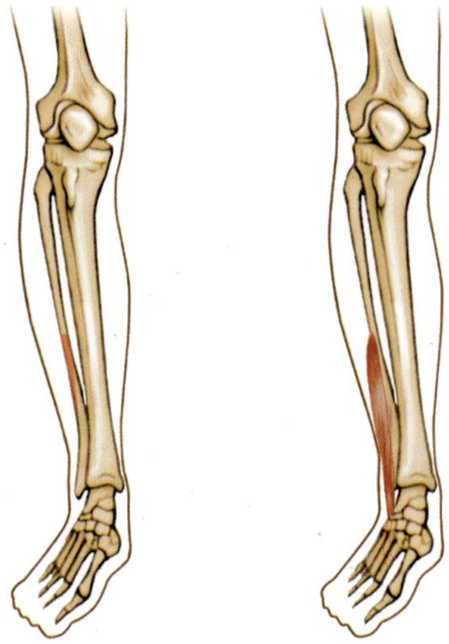

- 원어(original word)
  Latin : brevis–brief
  Greek : perone–pin
- 기시부(origin)
  비골측면의 원위 2/3와 근간막
- 정지부(insertion)
  엄지발가락의 기저부와 내측 설상골의 장측 및 외측면
- 작용(action)
  발의 외번과 저굴
- 지배신경(nerve)
  심비골신경 L4, L5, S1

(3) 슬개골 이완

손바닥을 이용하여 슬개골을 바깥쪽으로 회전하며 마사지해 줍니다.

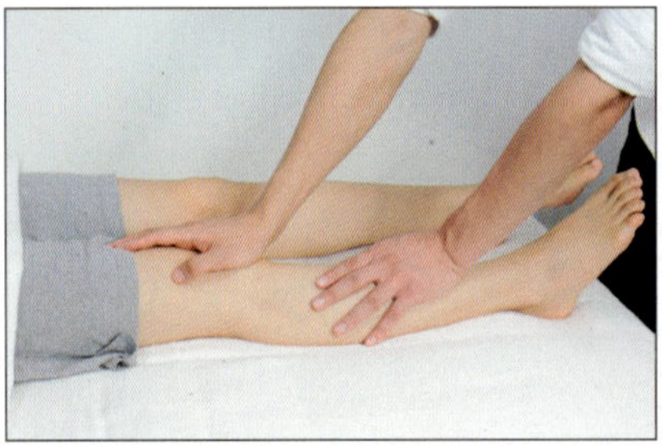

(4) 대퇴사두근 누르기

대퇴사두근을 압박하며 무릎방향 아래로 이동합니다.

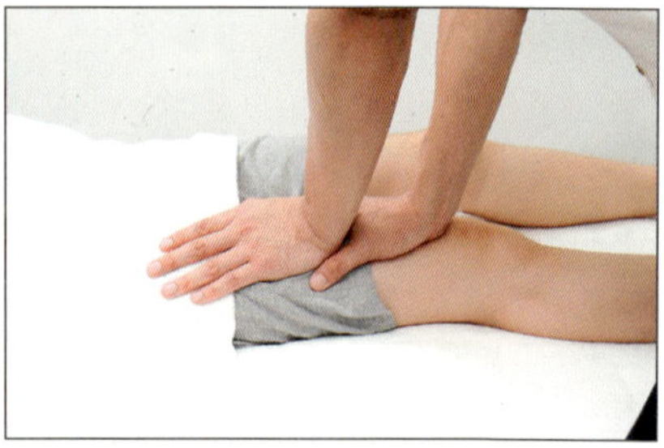

5. 스트레칭

(1) 둔부 스트레칭

무릎을 접어서 고객의 가슴쪽으로 밀어주며 스트레칭 합니다.

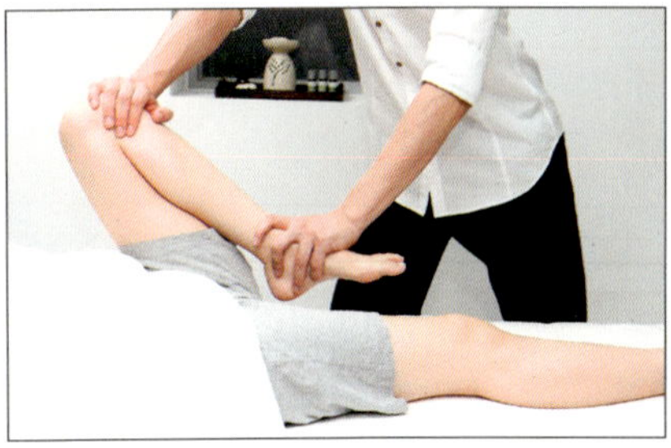

(2) 이상근 스트레칭

무릎을 접어서 직각으로 만든 후 발목과 무릎을 잡고 엉덩이가 들리지 않도록 고객의 머리 방향으로 밀어 줍니다.

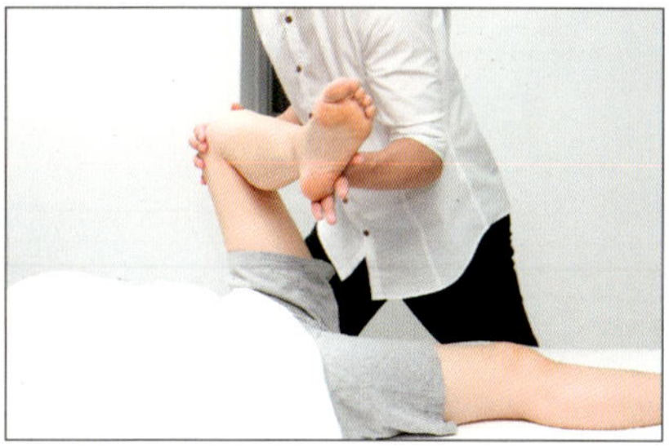

이상근 (Piriformis muscle)

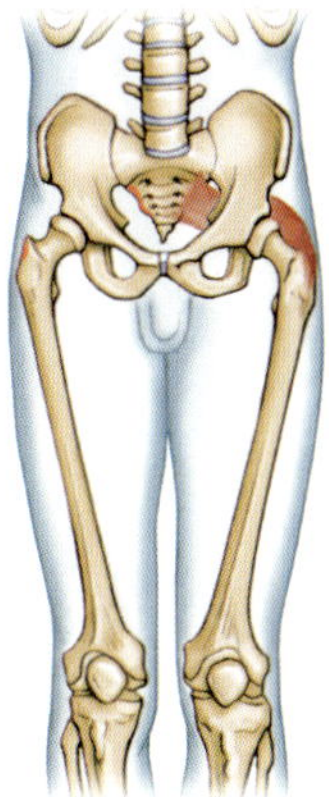

- 원어(original word)
  Latin : pirum–pear
  forma–shape
- 기시부(origin)
  천골의 전면
- 정지부(insertion)
  대전자
- 작용(action)
  엉덩이의 외전 · 외회전 · 신전
- 지배신경(nerve)
  천골신경 L4, L5, S1, S2

(3) 고관절 회전

한손은 슬와근(오금)에 한손은 뒤꿈치에 고정한 후, 원을 그리듯 회전하면서 이완시켜 줍니다.

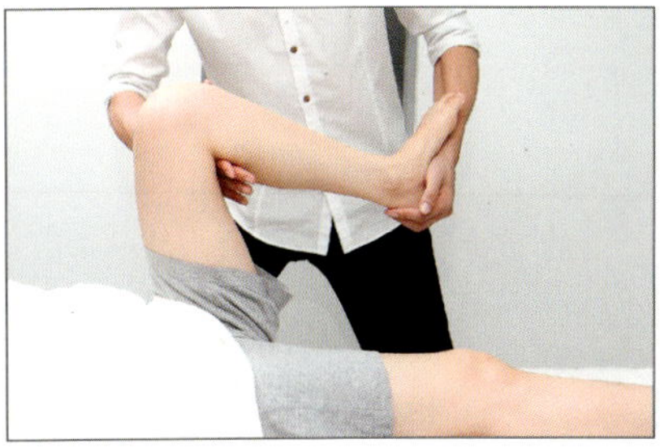

(4) 비복근 스트레칭

시술자의 한쪽 무릎을 세워 고객 종아리를 받친 후 무릎과 발뒤꿈치를 잡고 고객의 머리방향으로 당겨주며 비복근을 스트레칭 합니다.

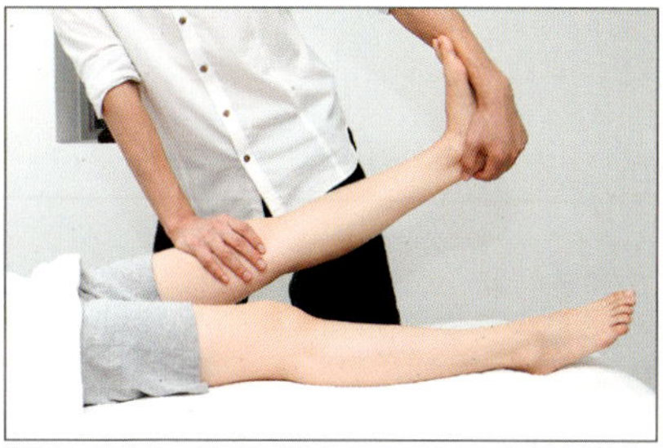

6. 복부

(1) 복부 이완 마사지

양 손바닥을 겹쳐 복직근을 잡고 앞으로 밀고 당기듯 이완 마사지를 실시합니다.

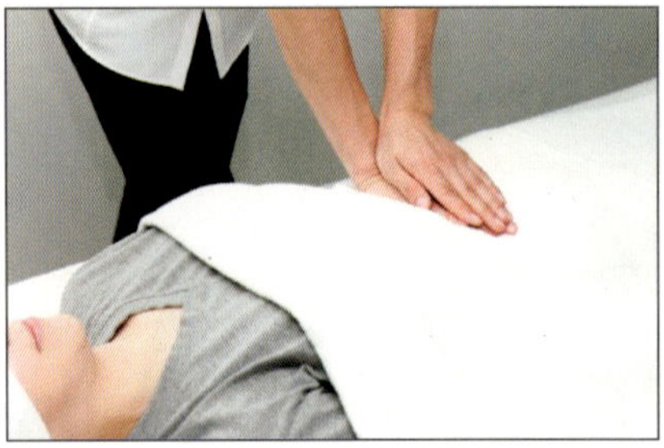

(2) 복직근 마사지

양 엄지를 이용하여 복직근을 마사지합니다.

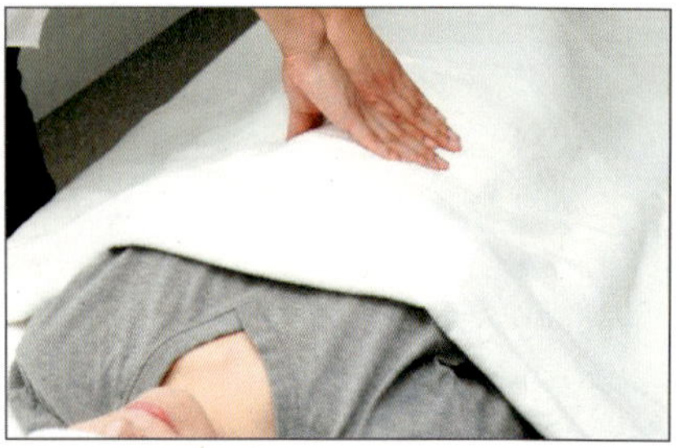

복직근 (Rectus abdominis muscle)

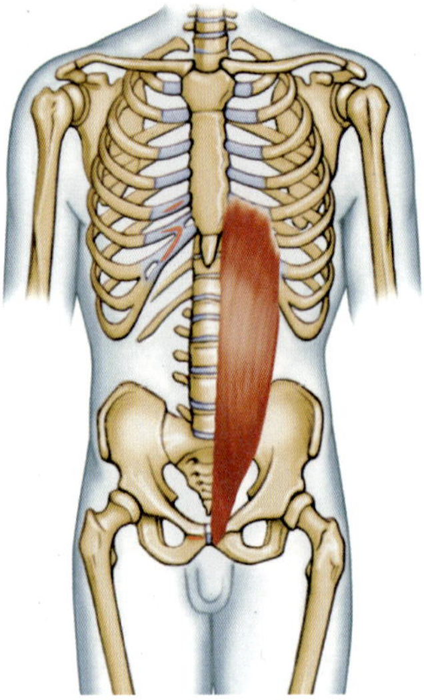

- 원어(original word)
  Latin : rectus–straight
  abdomen–belly
- 기시부(origin)
  치골능
- 정지부(insertion)
  늑골 5번 · 6번 · 7번 연골
- 작용(action)
  몸통의 굴곡
  척추의 측굴
- 지배신경(nerve)
  늑간신경 T7, T8, T9, T10, T11, T12

7. 전면 팔

(1) 상완이두근 누르기

팔을 90도로 접은 상태에서 손바닥을 이용하여 고객의 머리방향 앞으로 밀어내듯 부드럽게 압박합니다.

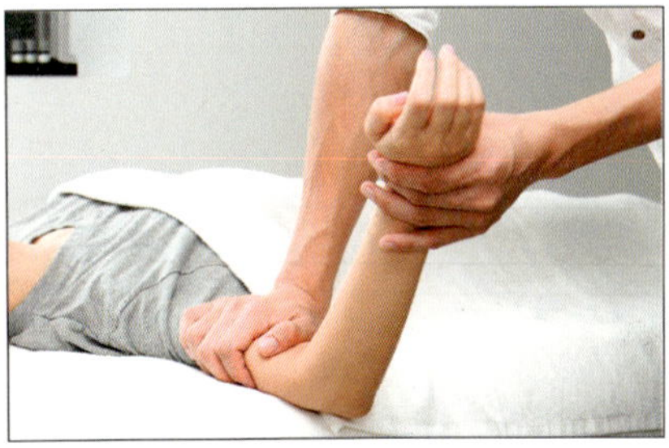

(2) 상완이두근 마사지

한손으로 상완이두근을 잡아 엄지, 검지를 이용하여 서클링해 줍니다.

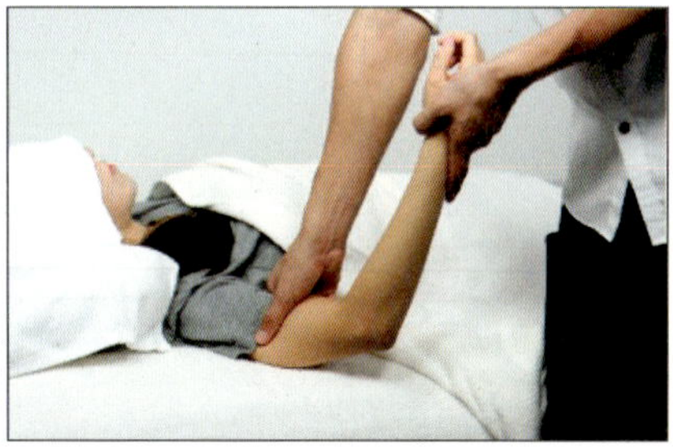

상완이두근 (Biceps brachii muscle)

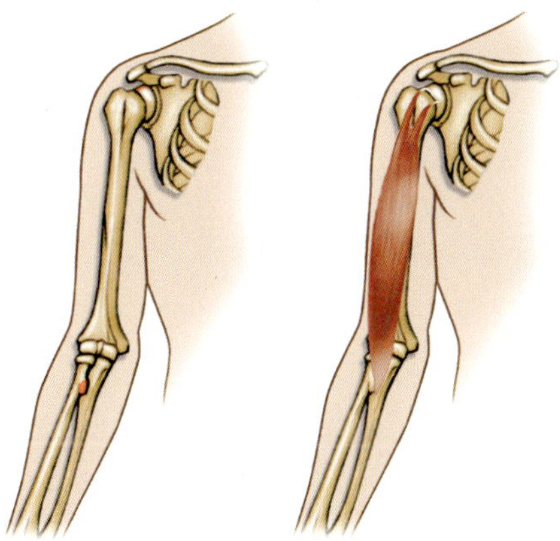

- 원어(original word)
  Latin : bis–twice+caput–head
  bracchium–arm
- 기시부(origin)
  장두(a) – 견관절와의 상연
  단두(b) – 오구돌기
- 정지부(insertion)
  요골결절
- 작용(action)
  팔꿈치의 굴곡, 전완의 회외전, 어깨의 굴곡
- 지배신경(nerve)
  근피신경 C5, C6

(3) 전완근 누르기

손바닥을 이용하여 전완근 바깥쪽면을 압박하며 손끝방향 아래로 내려갑니다.

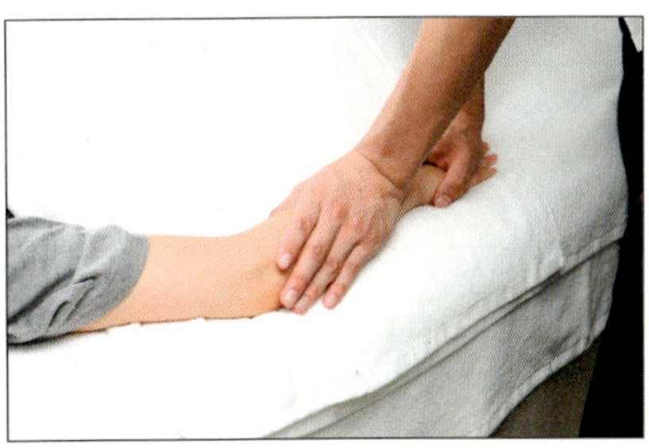

(4) 손목 이완

손목을 잡고 위아래로 늘려주며 가볍게 이완시켜 줍니다.

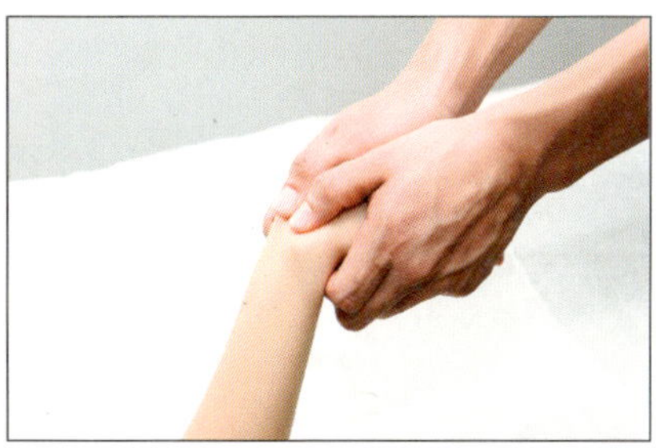

8. 전면 가슴

(1) 흉골근 마사지

양 손바닥을 흉골근에 겹쳐 올리고 가볍게 마사지해 줍니다.

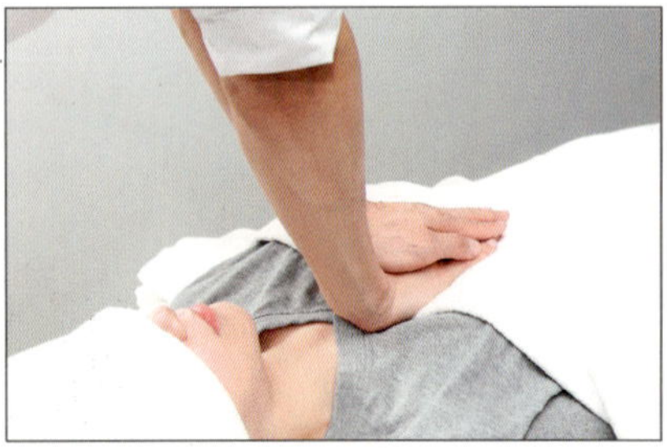

(2) 대흉근 마사지

양 손바닥을 이용하여 대흉근을 바깥쪽으로 밀어내며 압박합니다.

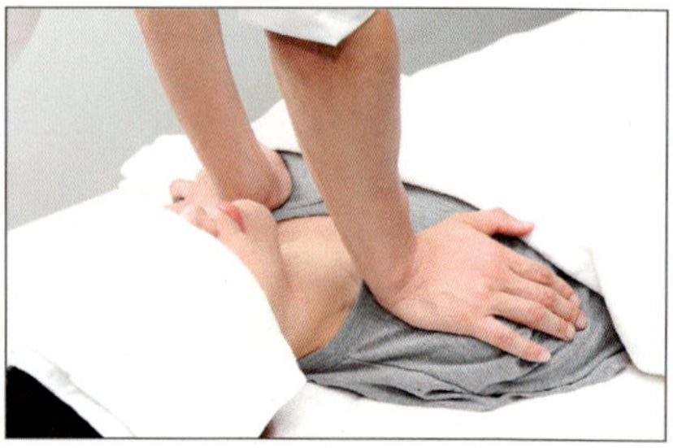

(3) 쇄골하근압박

양 엄지를 이용하여 쇄골하근 부위를 천천히 압박합니다.

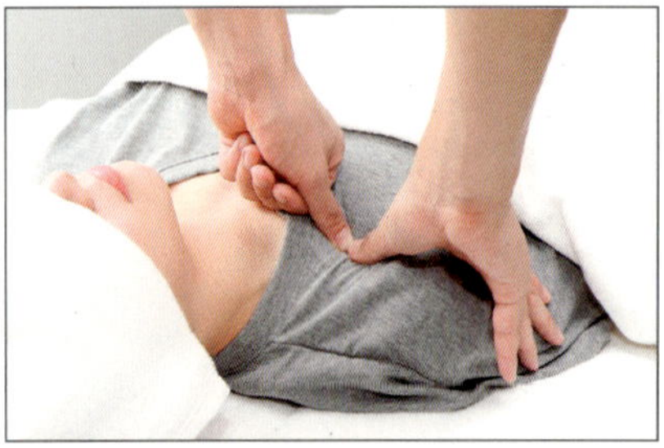

대흉근 (Pectoralis major muscle)

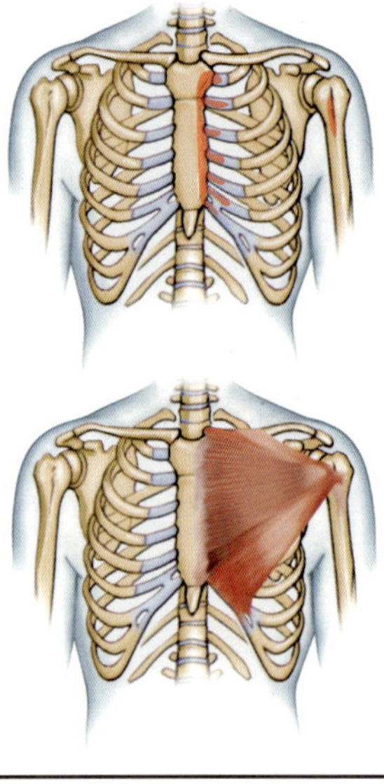

- 원어(original word)
  Latin : pectorals–pertaining to the chest
  major–larger
- 기시부(origin)
  쇄골의 내측 1/2, 흉골의 전면 외측 모서리, 늑연골 1번~8번
- 정지부(insertion)
  상완골의 대결절능
- 작용(action)
  어깨의 굴곡 · 내전 · 내회전 · 신전
- 지배신경(nerve)
  내측 및 외측흉근신경 C5, C6, C7, C8, T1

9. 전면 목

(1) 판상근 마사지

양 네손가락 끝을 이용하여 판상근을 서클링 하며 후두부 쪽으로 올라옵니다.

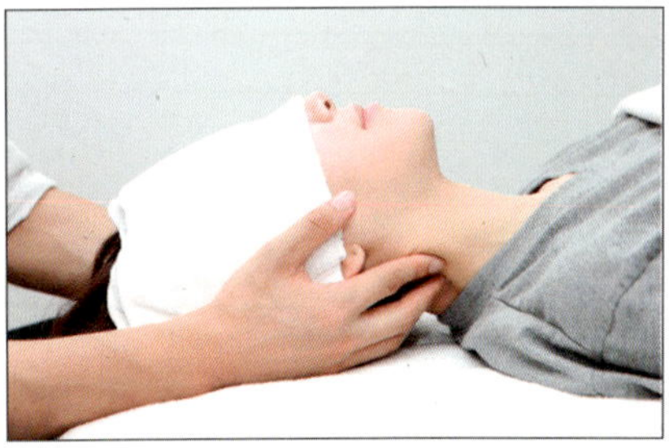

(2) 흉쇄유돌근 마사지

엄지를 이용하여 흉쇄유돌근을 가볍게 밀어 내며 마사지합니다.

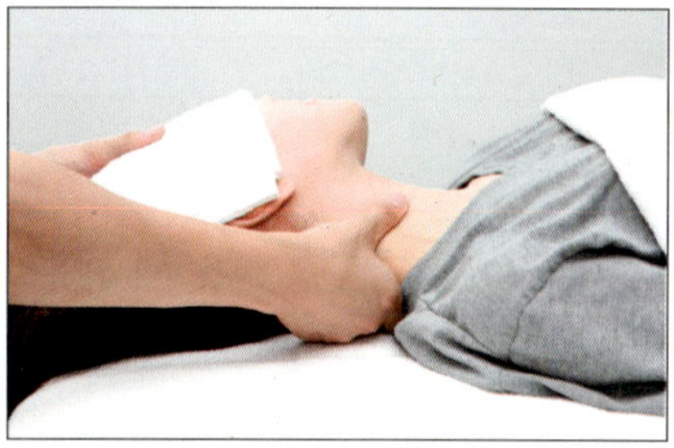

흉쇄유돌근 (Sternocleidomastoid muscle ; SCM)

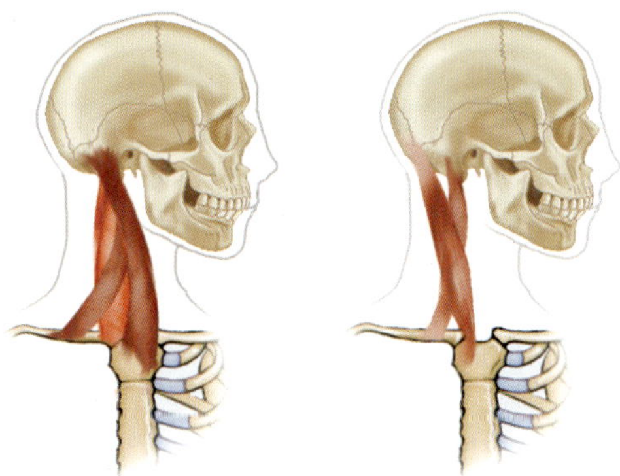

- 원어(original word)
  Latin : sternon–sternum
  cleido–clavicle
  mastos–breastlike or
  the mastoid process
  of the temporal bone
- 기시부(origin)
  흉골지 : 흉골병의 전면부 상부
  쇄골지 : 쇄골의 내측 1/3 전면의 상연
- 정지부(insertion)
  흉골지 : 유양돌기와 후두골의 외측
  쇄골지 : 유양돌기와 후두골의 외측
- 작용(action)
  목의 회전과 굴곡
- 지배신경(nerve)
  부신경, 뇌신경 11번

ASIAN MASSAGE

(3) 사각근 마사지

엄지를 이용하여 사각근을 바깥쪽으로 밀어 내며 촘촘하게 마사지합니다.

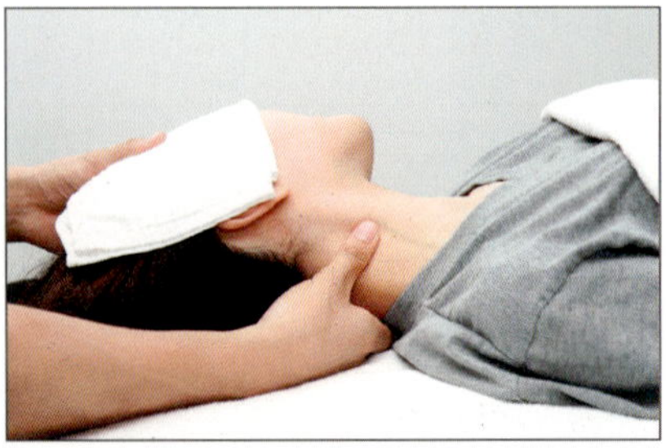

전사각근 (Scalenus anterior muscle)

이 근육은 늑골 1번을 올려주고 목을 굽혀 약간 회전할 수 있게 기능한다.

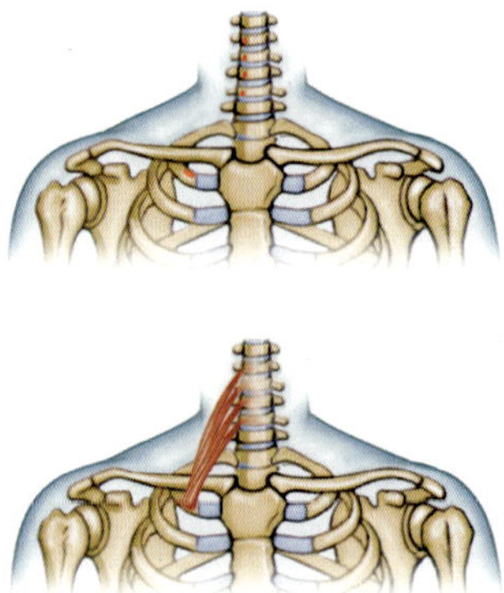

- 원어(original word)
  Greek : skalenos–uneven
  Latin : ante–before
- 기시부(origin)
  경추 횡돌기(C3~C6)
- 정지부(insertion)
  늑골 1번의 내측연의 사각근결절
- 작용(action)
  양측 수축 시 늑골 1번의 상승
  한쪽 수축 시 경추의 회전과 측굴
- 지배신경(nerve)
  후지신경 C3, C4, C5, C6, C7, C8

* 전사각, 중사각근 사이로 생완신경총, 쇄골하동맥 지나감
  사각근 수축기전이 형성되면 팔의 부종, 근위축 증상

중사각근 (Scalenus medius muscle)

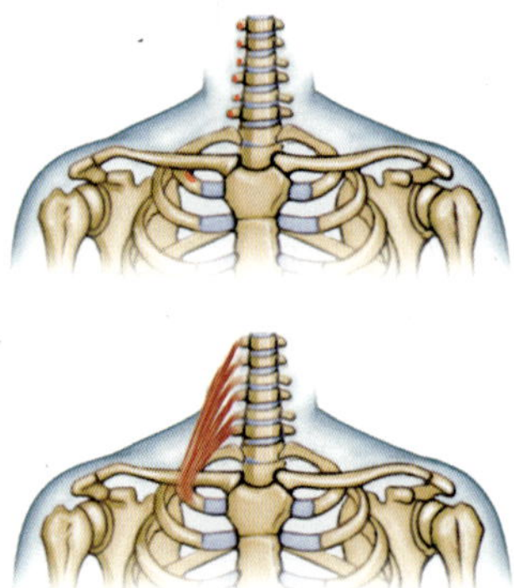

- 원어(original word)
  Greek : skalenos–uneven
  Latin : medialis–toward the midline
- 기시부(origin)
  경추 횡돌기(C2~C7)
- 정지부(insertion)
  늑골 1번의 두측면
- 작용(action)
  양측 수축 시 늑골 1번의 상승
  한쪽 수축 시 경추의 회전과 측굴
- 지배신경(nerve)
  후지신경 C3, C4, C5, C6, C7, C8

후사각근 (Scalenus posterior muscle)

이 근육은 늑골 1번을 올려주고 목을 굽혀 약간 회전시킨다. 경추로부터 흉곽에 이르기까지 목의 측방을 가로질러 뻗쳐 있는 사각근들은 목의 측방 두께를 결정한다.

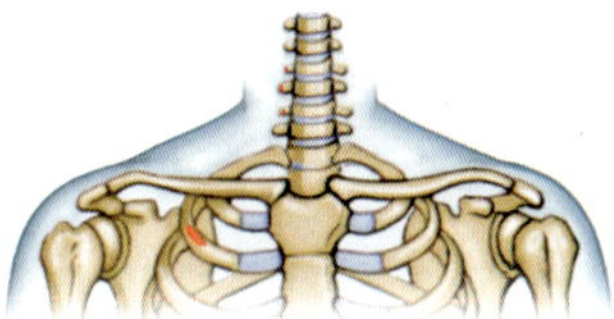

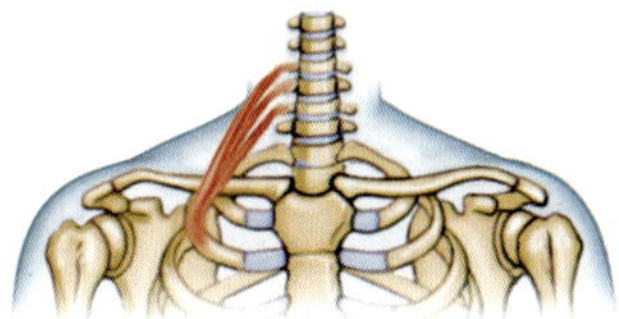

- 원어(original word)
  Greek : skalenos-uneven
  Latin : posterus-behind
- 기시부(origin)
  경추 횡돌기(C4~C6)
- 정지부(insertion)
  늑골 2번의 외측면
- 작용(action)
  늑골 2번의 상승, 목의 굴곡
- 지배신경(nerve)
  후지신경 C3, C4, C5, C6, C7, C8

(4) 후두하근 마사지

네 손가락 끝을 이용하여 후두하근 부위를 한쪽씩 회전하며 마사지합니다.

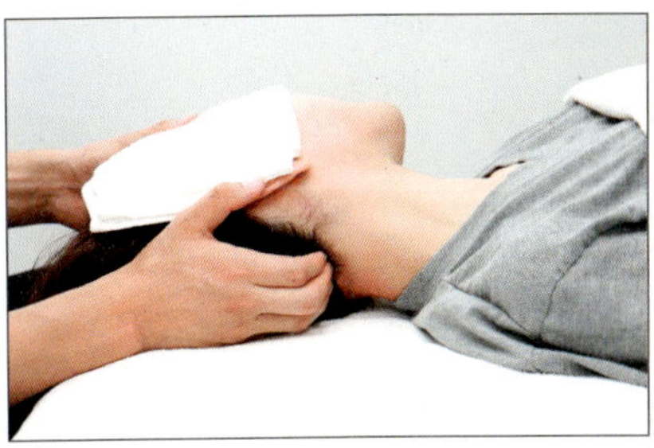

(5) 판상근 마사지

양 네 손가락 끝을 이용하여 판상근을 번갈아 가며 가볍게 마사지하고, 후두골에 손끝을 걸어서 당겨주며 마무리합니다.

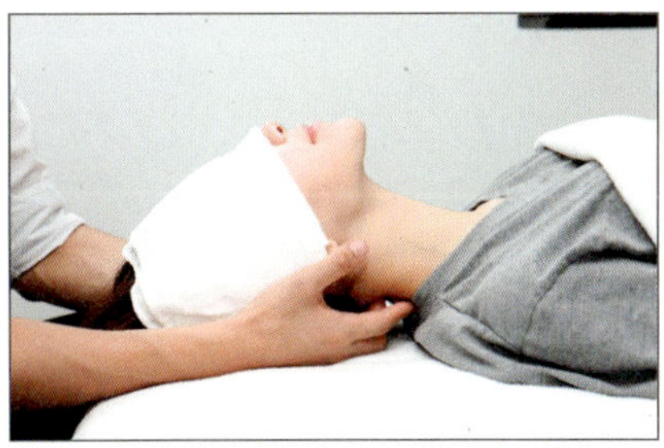

PART Ⅲ

EUROPEAN TOUCH

유럽피안 터치를 위한 준비

유럽피안 터치는 전신탈의를 한 후 일회용 속옷만 착용한 상태에서 마사지를 받는 것이다. 땀을 흘린 후에는 가벼운 샤워를 하는 것이 좋고 샤워시설이 없는 경우는 습포(젖은 타월)를 이용해 땀을 제거한 후 마사지를 받는 것이 좋다.

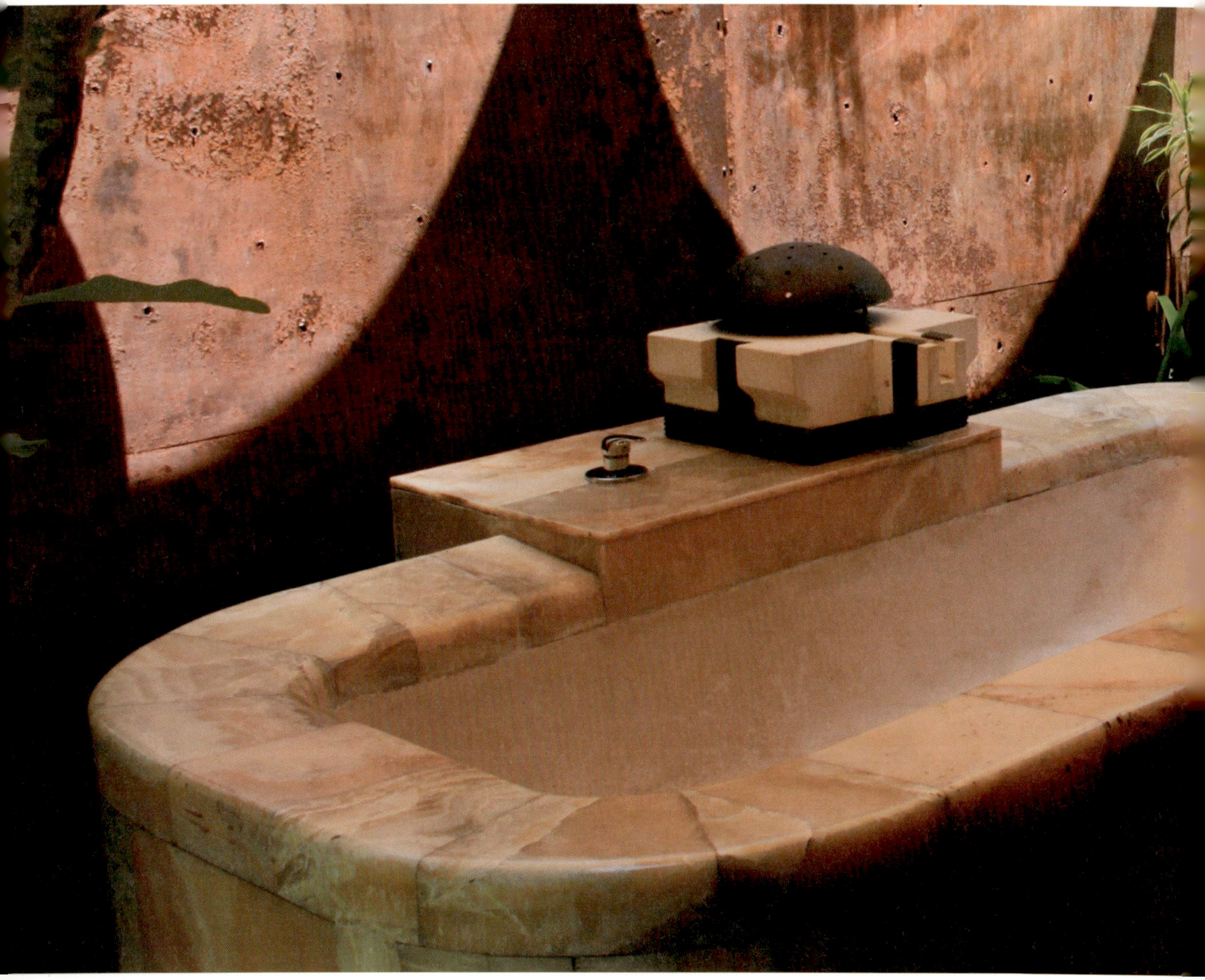

유럽피안 터치의 정의

유럽피안 터치(European Touch)는 유럽식 전통 마사지에 근원을 둔 스웨디쉬 마사지와 딥티슈 마사지를 혼합하여 개발한 테크닉을 말한다. 스웨디쉬 마사지와 딥티슈 마사지는 결합조직과 근막, 근육을 중점적으로 터치하는 공통점을 가지며 국소적이 아닌 전신 조직구조와 구조학적 측면에서 전체적 터치에 기초를 두고 있으며, 60분 또는 90분 동안 마사지 할 것을 추천한다. 터치에 대한 강도는 통증이 있는 근육은 조금 강하다고 느낄 수 있으나 오일을 사용하지 않는 아시안 터치에 비하여 부드러우며 옷을 탈의하고 피부에 오일을 사용하여 마사지를 받는 것이 특징으로 습식마사지라 칭한다.

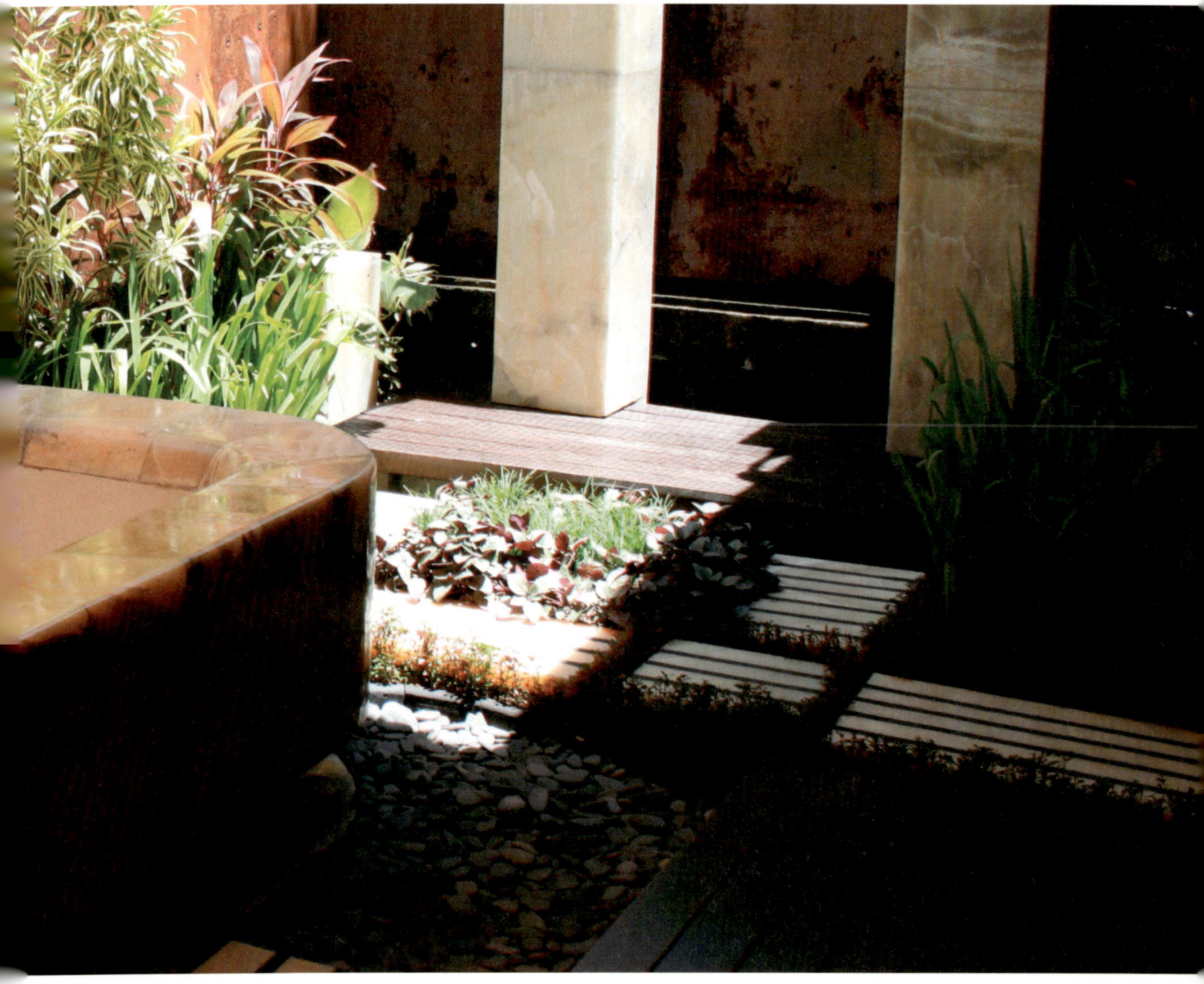

SWEDISH MASSAGE

1. 스웨디쉬 마사지

19세기 초 스웨덴 링 박사(Dr. Per Ling)는 자신의 류머티즘 치료를 목적으로 연구하던 중 스웨디쉬 마사지를 개발하게 되었다. 스웨디쉬 마사지의 아버지라 불리는 링 박사는 최초로 마사지 테크닉에 관한 용어를 정리하고 마사지의 효과와 치료방법에 대한 근거를 제시하면서 이전까지 통용되었던 주먹구구식의 원시적 틀에서 벗어나 과학적이고 체계화된 치료학문을 정립시키는 데 큰 역할을 하였다.

[스웨디쉬 마사지의 기본 동작]

(1) 에플라지(Effleurage-경찰법) : 나선형, 파도형, 빗살무늬형

큰 부위에 손과 손바닥의 평평한 표면을 이용하여 순환의 방향으로 신체부위의 모양에 맞춰 리드미컬하게 천천히 미끄러지는 동작을 말한다. 주로 마사지 시작과 끝, 강한 압으로 마사지 한 후 중간중간 정리하는 의미의 터치를 할 때 사용한다. 말초에서 심장방향으로 터치하는 것을 기본원칙으로 한다.

(2) 페트리사지(Petrissage-유념법) : 주무르기, 근육짜기, 들어올리기, 좌우로 움직이기

반죽을 하듯이 손아귀를 이용하여 근육 및 피하조직에 압력을 주거나 주무른다.

(3) 프릭션(Friction-마찰법) : 표면 마찰법, 심부 마찰법, 회전 마찰법

국소 근육과 근육 표면을 수장, 모지, 권압, 사지 등으로 근육결을 따라 압을 주어 터치한다. 부위에 따라 터치 방법이나 테크닉이 다르게 적용된다.

(4) 탑포트먼트(Tapotment-경타법) : 수장, 모지, 권압을 사용한 두드리기

손목의 스냅을 이용하여 가볍게 두드려 두드림이 깊은 곳까지 전달되도록 한다. 이 동작은 혈액순환 촉진, 흥분된 신경 진정효과가 있다.

(5) 프레셔(Presser-누르기)

깊은 터치를 사용할 수 있으며 긴장된 근섬유와 조직을 이완시키는 데 효과적이다. 깊은 터치가 사용되므로 고객의 호흡에 맞추어 사용하는 것이 좋다.

(6) 스트레칭(Stretching-이완)

관절의 가동범위와 유연성을 증가시킨다.

(7) 바이브레이션(Vibration-흔들기) : 위아래로 흔들기, 손바닥, 손가락 바이브레이션

깊은 터치와 스트레칭 후 안정감을 주기 위해 동작한다.

DEEP TISSUE MASSAGE

2. 딥티슈 마사지

여성 물리치료사인 엘리자베스 디케(dr. Elisabeth dicke)에 의해 개발되었으며, 전신에 그물망처럼 연결된 결합조직을 본래의 상태로 이완, 정렬시키는 수기치료 요법을 말한다. 혈관과 신경반사 시스템에 따라 조직과 장기들의 본래 기능을 되찾아주고, 마사지 적용부위에 온도상승, 림프순환을 활성화하여 통증을 감소시켜준다. 이 마사지요법은 유럽, 특히 독일에서 테라피스트, 물리치료사 등에 의해 널리 이용되고 있다.

[딥티슈 마사지의 기본 동작]

(1) **랜드 (Land)** : 근육의 기시점 또는 정지점을 잡는다.
(2) **싱크 (Sinke)** : 체중에 기대어 근육층으로 가라앉는 듯한 느낌이 난다.
(3) **후크 (Hook)** : 정확한 근육층에 멈춘다.
(4) **드레그 (Drag)** : 압을 넣은 상태에서 근육결 방향을 따라 밀고 나간다.
(5) **이그짓 (Exit)** : 유지하고 있던 압을 부드럽게 빼며 빠져 나온다.

EFFECTS OF EUROPEAN TOUCH

유럽피안 터치의 효과

근육의 긴장, 경련, 피로를 경감시키며, 림프순환 향상, 부종감소, 소화와 배설촉진, 유연성 증대, 관절운동 범위확대, 건강을 증진시키고 스트레스를 낮춰준다. 부드러운 터치는 통증을 줄이고, 심신의 완전한 휴식을 제공한다.

(1) 순환계

체액의 이동은 건강에 필수조건이다. 순환장애가 생기면 급성 또는 만성염증, 위축, 자극, 외상 등의 병리현상이 발생된다. 이런 기능 부진을 유럽피안 터치를 통해 개선하면 동맥을 통한 산소공급률이 증가하고 울혈 등이 사라져 자가치유력이 상승된다.

EUROPEAN MASSAGE

(2) 신경계

경추 교감신경을 통과하는 상부 흉추 척수의 자율신경이 손상되면 이 신경에 의해 지배 받는 체성 피질에서 광범위한 혈관변화가 나타날 수 있다. 이러한 기능 부전으로 나타날 수 있는 체성변화는 국소적인 체온상승. 압통, 과부종 등이 포함된다. 이러한 증상을 유럽피안 터치를 통하여 자율신경 정상화, 진정효과, 건강한 수준의 혈관반응들을 끌어낼 수 있다. 지속적인 터치를 행할 경우, 엔도르핀, 세로토닌 등의 유효 호르몬이 분비된다.

(3) 근육계

근육조직에 산소와 영양분 공급을 증가시켜주며, 근 피로로 인해 생긴 젖산의 축적을 막아 근육통 유발을 막아준다. 근육을 지나치게 터치할 경우 오히려 역효과를 낼 수 있으므로 주의하도록 한다.

(4) 피부계

직접 터치가 이루어지는 부분으로 마찰을 통해 피부가 따뜻해지며, 혈액과 림프액의 순환이 좋아진다. 체온이 올라가고 순환이 향상되어 노폐물 배출기능이 원활해져 건강한 피부로 가꿔준다.

COMPOSITION OF TECHNIQUES

유럽피안 터치의 테크닉 구성

1. 후면 상체

(1) 등 오일도포

양 손바닥을 이용하여 ① 기립근 → ② 둔부 → ③ 양측면을 따라 오일을 도포해 줍니다.

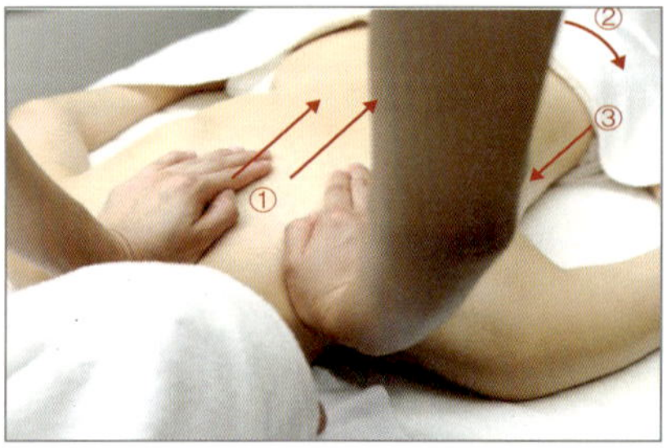

(2) 기립근 마사지 1

양 엄지를 이용하여 양측 기립근을 따라 내려갑니다. 이때 척추 극돌기에 직접 닿지 않도록 주의합니다.

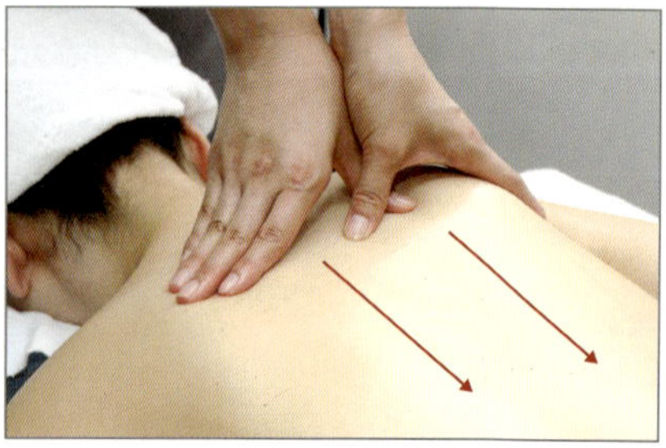

(3) 기립근 마사지 2

양 주먹(너클)을 이용하여 기립근을 따라 둔부 방향으로 내려갑니다.

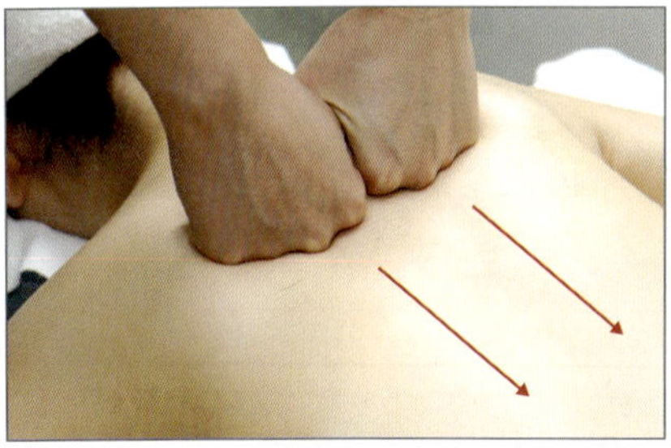

(4) 견갑 1라인

양 엄지를 이용하여 견갑라인을 아래에서 위로 퍼올리는 듯한 느낌으로 상부승모근에서 능형근 방향으로 밀어내듯 마사지해 줍니다.

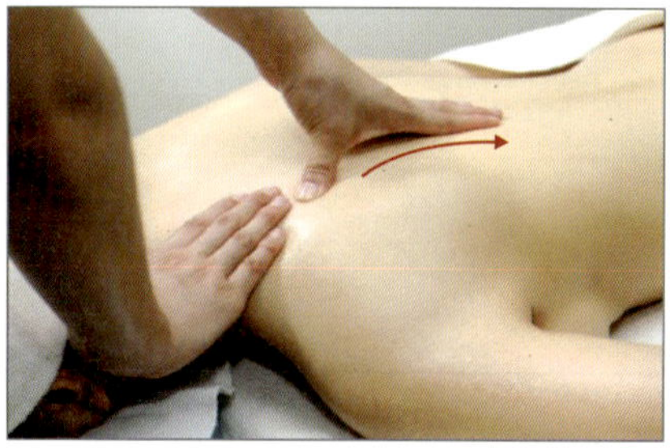

* 반대쪽도 동일하게 진행해 줍니다.

(5) 견갑 2라인

엄지를 번갈아가며 능형근에서 상부승모근 방향으로 지그시 밀어내듯 마사지해 줍니다.

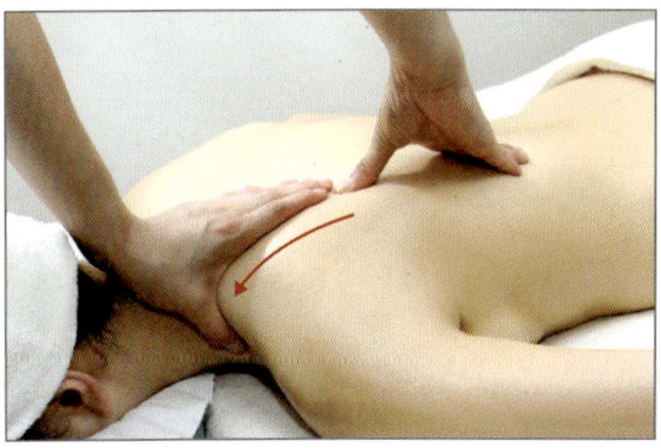

* 반대쪽도 동일하게 진행해 줍니다.

(6) 승모근 마사지 1

엄지를 이용하여 경부에서 상부승모근 방향을 따라 지그시 내리듯 마사지해 줍니다. 이때 견갑골의 견봉을 자극하지 않도록 주의해 줍니다.

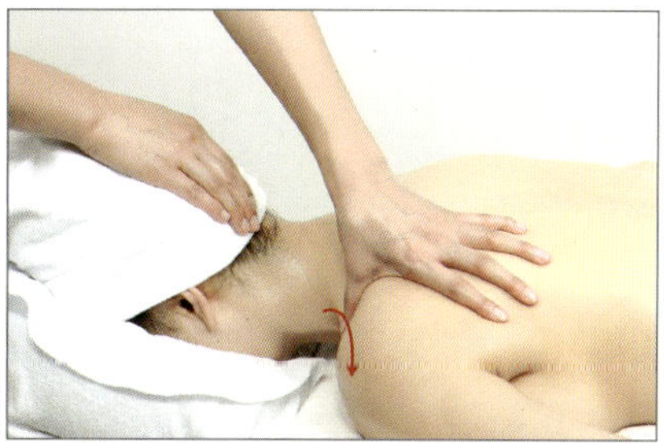

* 반대쪽도 동일하게 진행해 줍니다.

(7) 승모근 마사지 2

주먹(너클)을 이용하여 경부에서 상부승모근 방향을 따라 지그시 내리듯 마사지해 줍니다. 이때 견갑골의 견봉을 자극하지 않도록 주의해 줍니다.

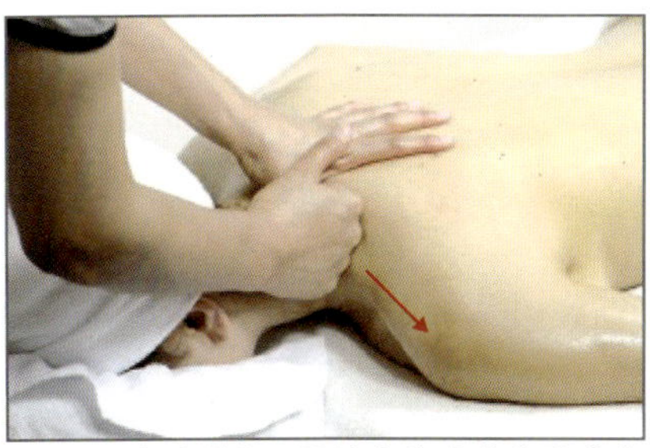

* 반대쪽도 동일하게 진행해 줍니다.

(8) 경부 쓰다듬기

양손 엄지와 검지를 이용하여 경부 전체를 반복하여 쓰다듬어 줍니다. 이때 고객의 얼굴과 목이 눌리지 않도록 주의해 줍니다.

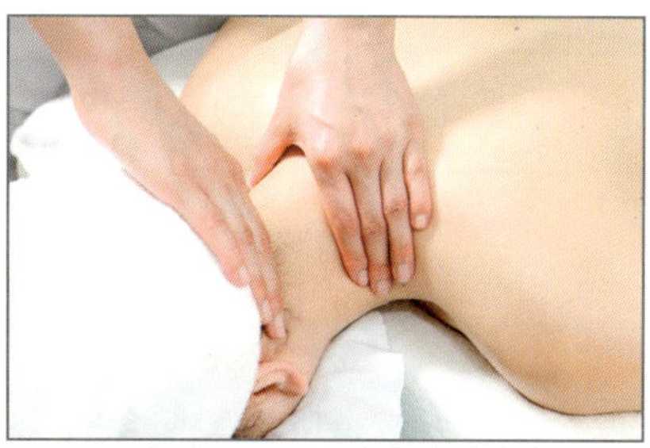

* 반대쪽도 동일하게 진행해 줍니다.

(9) 경부 마사지 1

엄지를 이용하여 경부를 어깨 방향으로 쓸어 내려주듯 마사지해 줍니다.

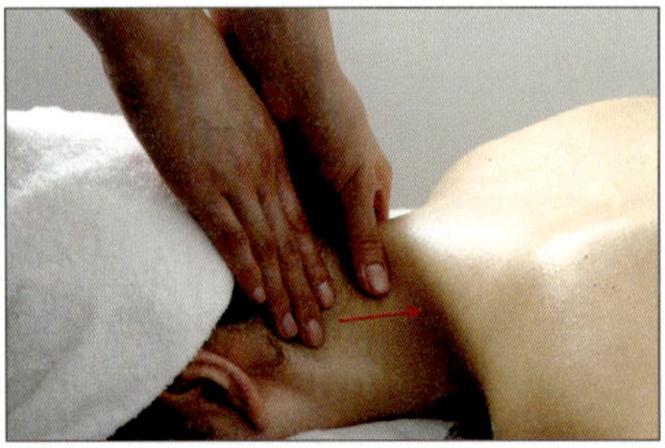

(10) 경부 마사지 2

양손으로 승모근을 잡은 상태에서 양 엄지를 고정하여 상부승모근–경부 방향으로 쓸어올려주듯 마사지해 줍니다. 이때 경추에 닿지 않도록 주의해 줍니다.

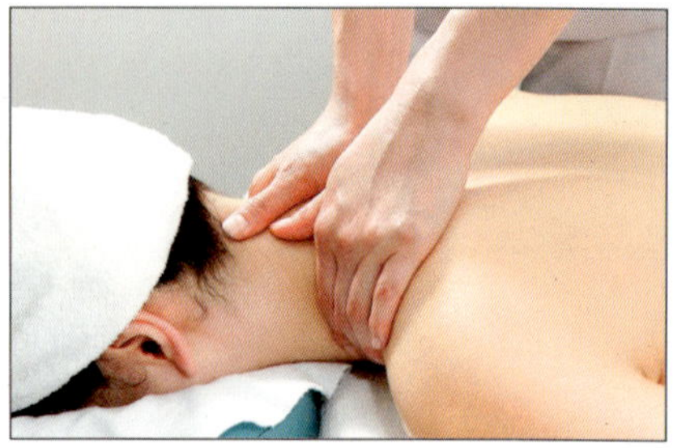

(11) 측면 쓰다듬기

양 손바닥을 이용하여 ① 둔부 → ② 기립근 → ③ 상부 승모근 → ④ 측면을 따라 쓸어내려주듯 마사지해 줍니다.

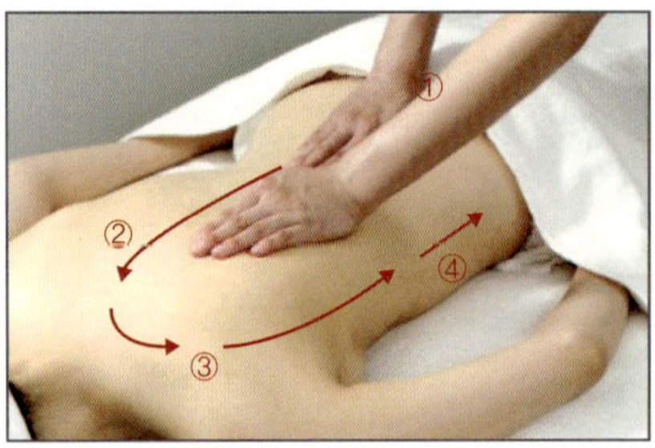

(12) 측면 마사지 1

양 엄지를 이용하여 ① 둔부 → ② 기립근 → ③ 상부승모근 → ④ 측면을 따라 쓸어내려주듯 마사지해 줍니다.

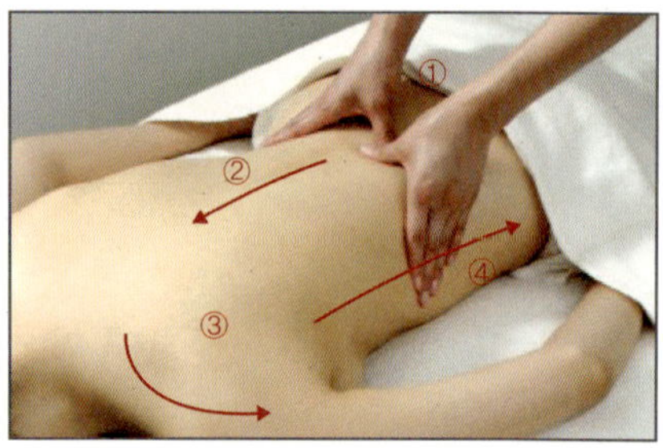

(13) 측면 마사지 2

양손 주먹(너클)을 이용하여 둔부–기립근–상부승모근을 지그시 쓸어올려주고 측면을 따라 내려오듯 마사지해 줍니다.

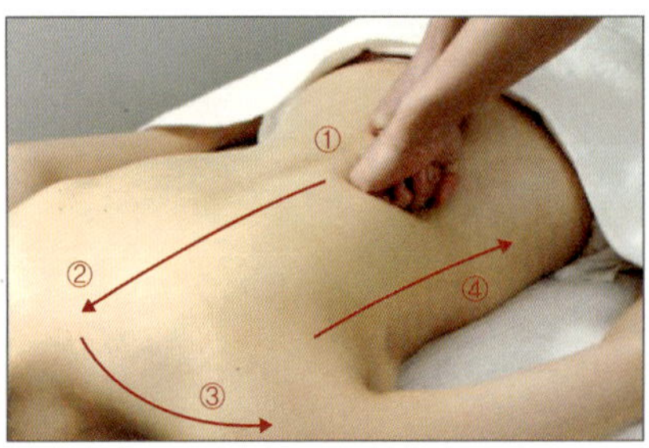

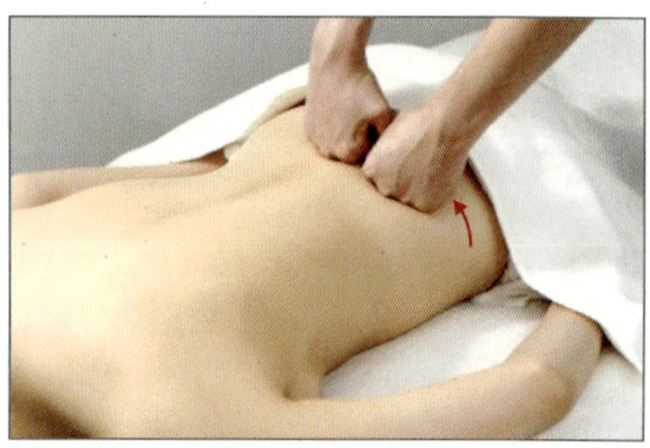

(14) 팔 오일도포

양 손바닥을 이용하여 전완–상완을 따라 전체에 오일을 도포해 줍니다.

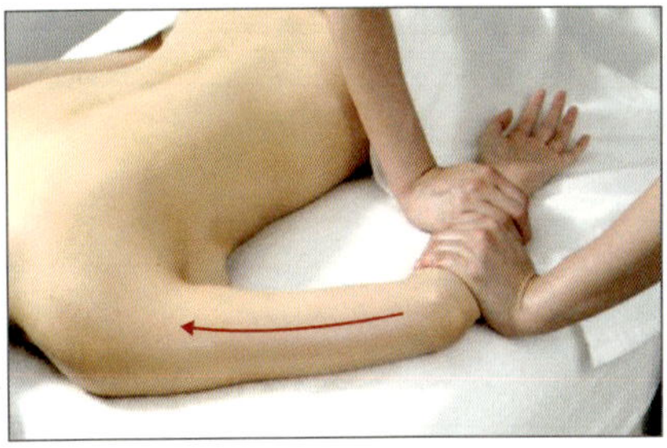

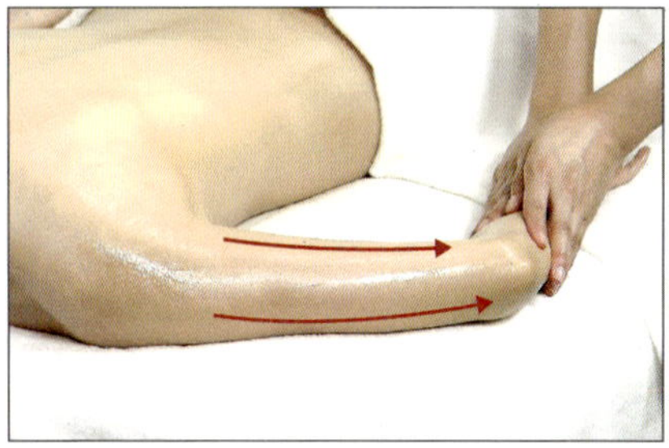

(15) 팔 마사지 1

양 엄지를 이용하여 전완–상완을 따라 전체를 지그시 눌러주고 부드럽게 터치해 줍니다.

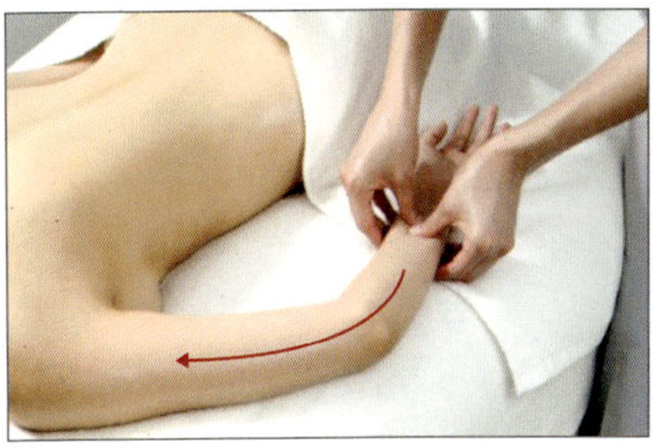

(16) 팔 마사지 2

양손 주먹(너클)을 이용하여 전완–상완을 따라 지그시 끌어올리고 부드럽게 전체를 터치해 줍니다.

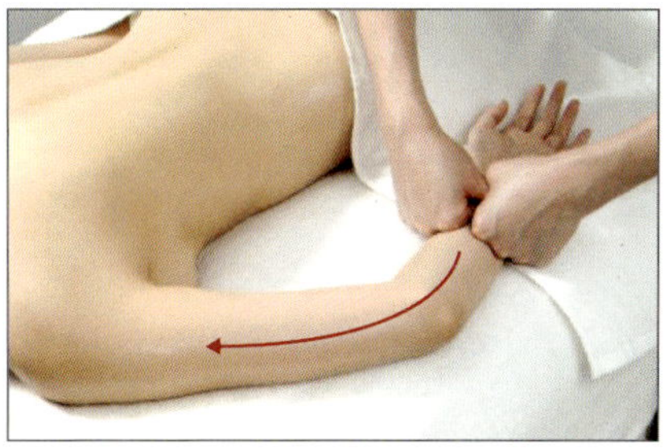

(17) 팔 쓰다듬기

양 손바닥을 이용하여 오일도포 동작으로 전완에서 상완을 따라 전체를 쓰다듬기해 줍니다.

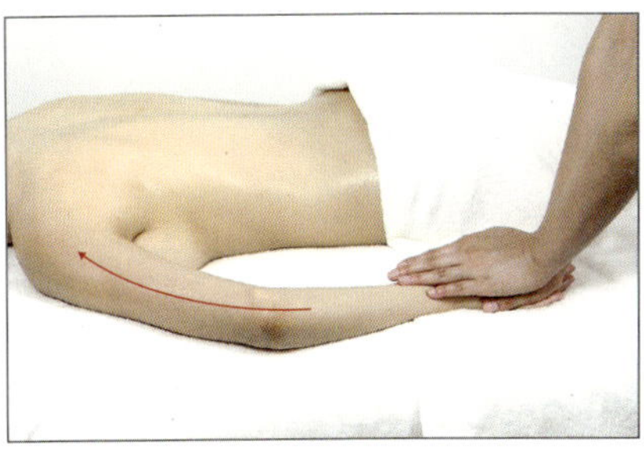

* (11)~(17)번까지 연결동작으로 반대쪽도 동일하게 진행해 줍니다.

(18) 등 전체 터치

고객의 머리 위쪽에서 기립근–둔부–측면–팔–어깨 전체를 오일도포 동작으로 마무리해 줍니다.

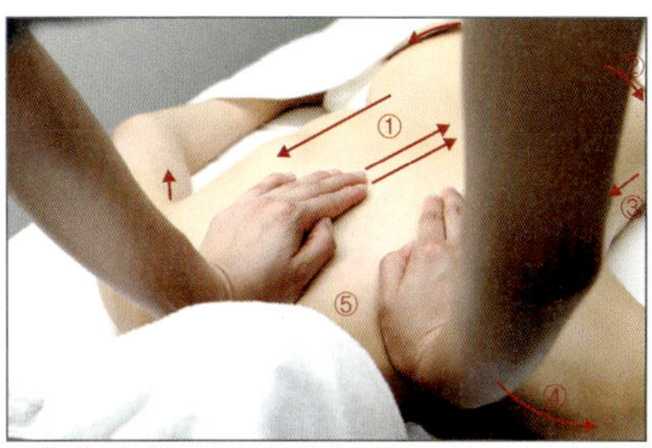

2. 후면 하체

(1) 하지후면 오일도포

양 손바닥을 이용하여 하지후면(종아리)에 오일을 도포해 줍니다. 이때 시술하지 않는 한 쪽 다리는 타월로 반드시 커버해 줍니다.

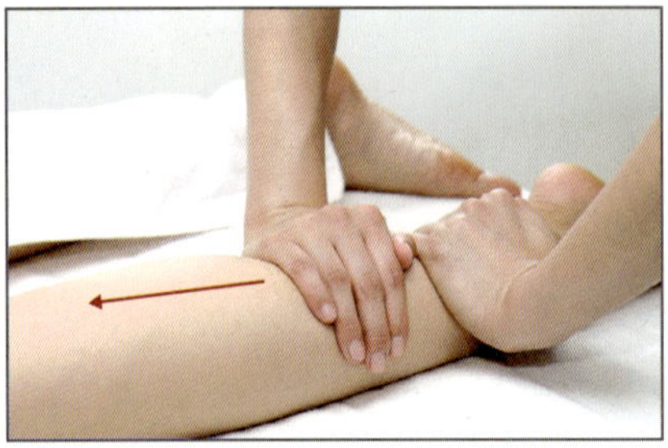

(2) 발바닥 쓰다듬기

양 손바닥을 이용하여 발바닥 전체를 쓰다듬기해 줍니다.

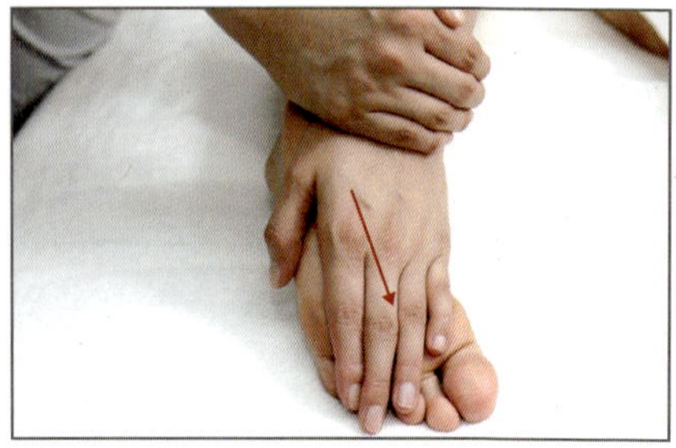

(3) 발바닥 마사지 1

양 엄지를 이용하여 발바닥 중앙을 깊숙이 지압해 줍니다.

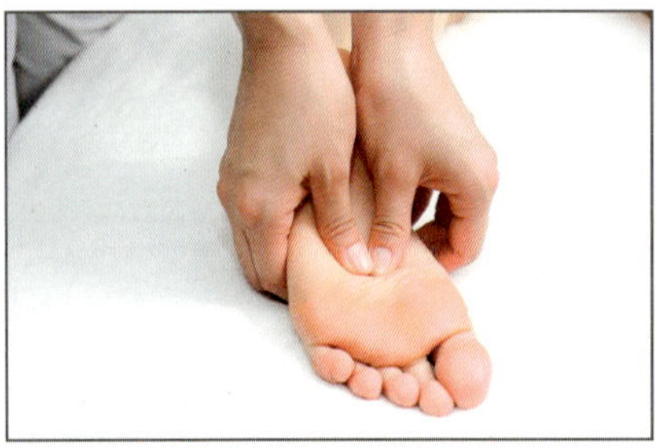

(4) 발바닥 마사지 2

주먹(너클)을 이용하여 발바닥 전체를 지그시 압박해 줍니다.

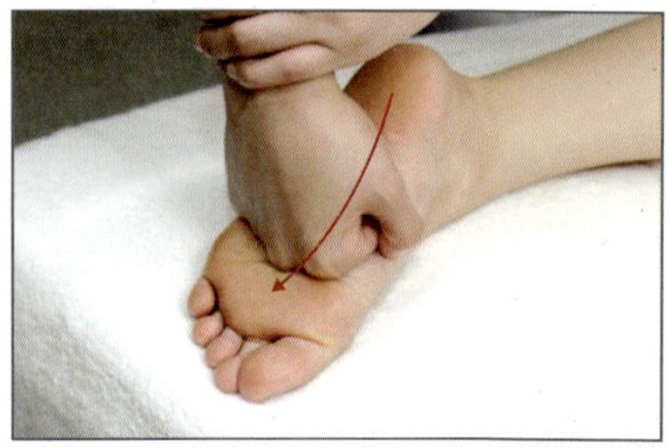

(5) 하지후면 쓰다듬기

양 손바닥을 이용하여 하지후면 전체를 쓰다듬기해 줍니다.

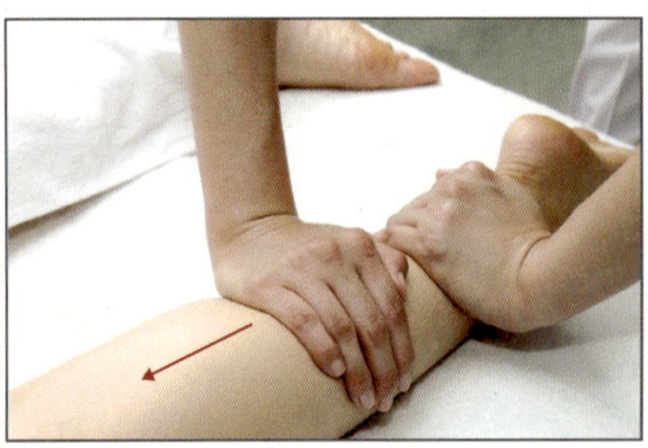

(6) 하지후면 마사지 1

양 엄지를 이용하여 하지 전체를 지그시 끌어올리듯 지압하고 부드럽게 쓸어내리듯 터치해 줍니다.

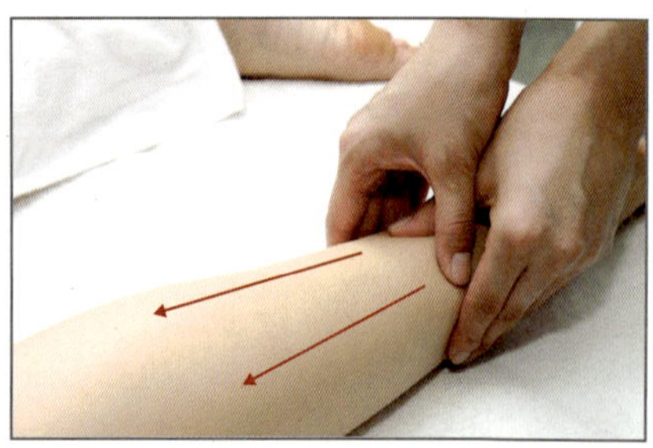

(7) 하지후면 마사지 2

양손 주먹(너클)을 이용하여 하지 전체를 쓸어올려주고 부드럽게 내려옵니다.

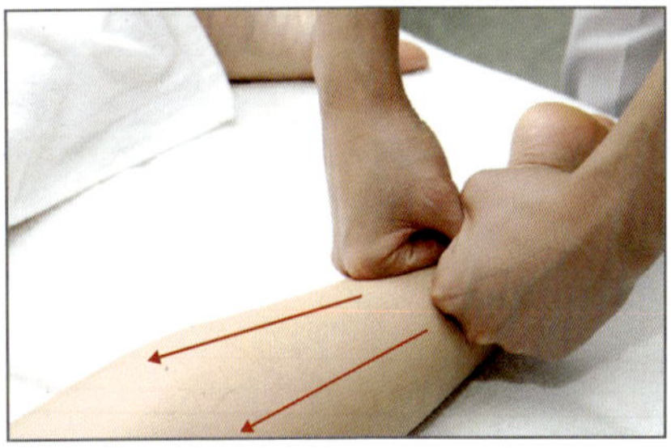

(8) 하지후면 비틀기

양 손바닥을 이용하여 대퇴부, 종아리 전체를 페트리사지 해줍니다.

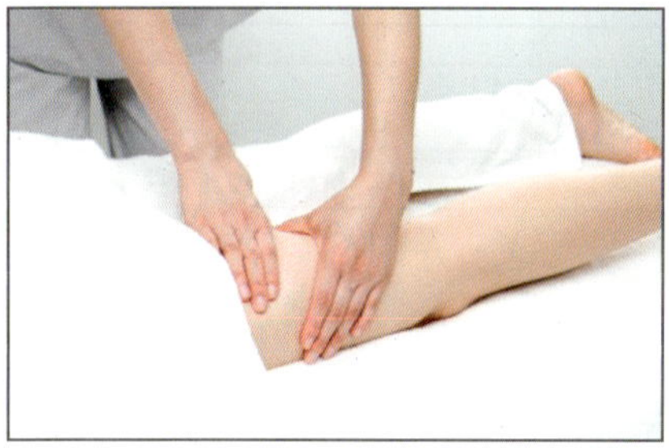

(9) 하지후면 전체 쓰다듬기

양 손바닥을 이용하여 오일도포 동작처럼 전체 쓰다듬기로 마무리해 줍니다.

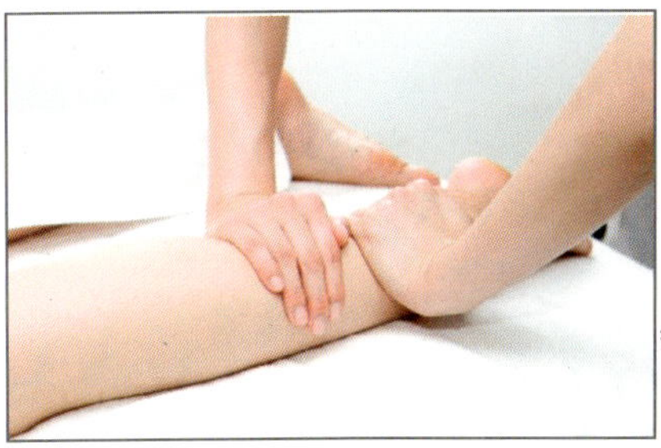

* (1)~(9)번까지 연결동작으로 반대쪽도 동일하게 진행해 줍니다.

3. 전면 하체

(1) 하지전면 오일도포

양 손바닥을 이용하여 하지전면 전체에 오일을 도포해 줍니다.

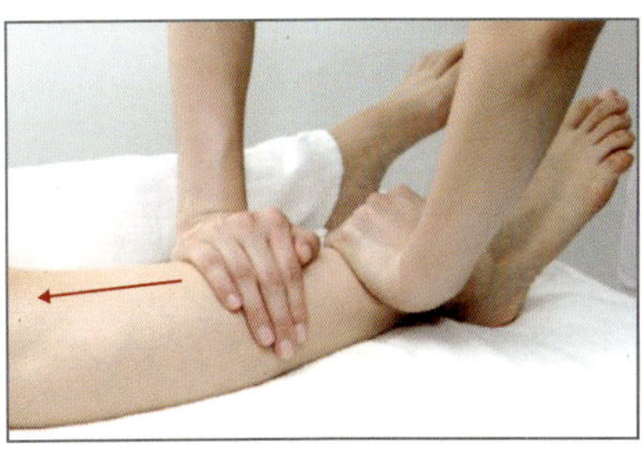

(2) 발 마사지

양 손바닥을 이용하여 발등과 발바닥을 쓰다듬기를 한 다음, 발등은 손바닥으로, 발바닥은 주먹(너클)을 이용하여 동시 스트로킹을 해 줍니다.

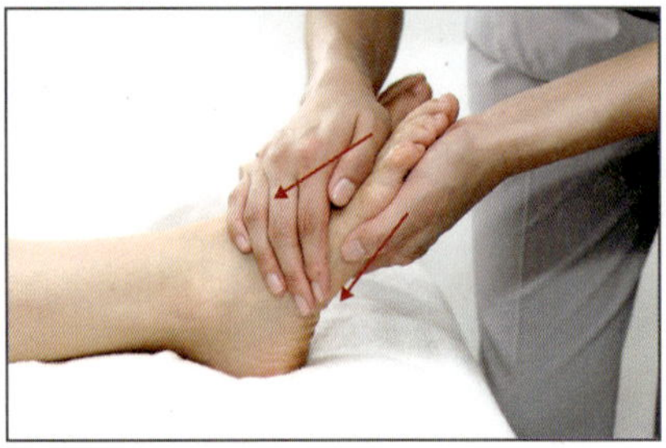

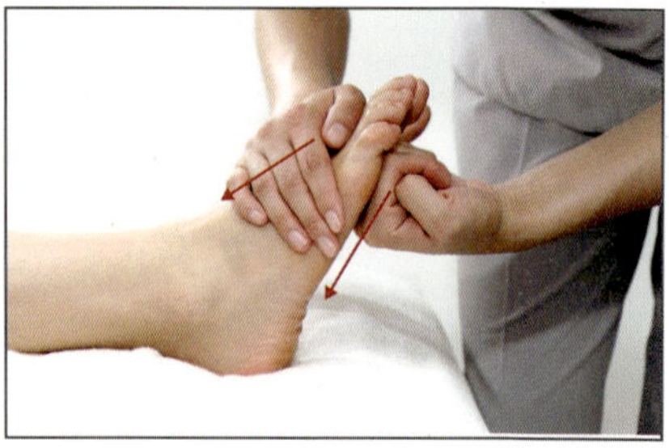

(3) 하지전면 쓰다듬기

양 손바닥으로 하지전면 전체를 쓰다듬어 줍니다.

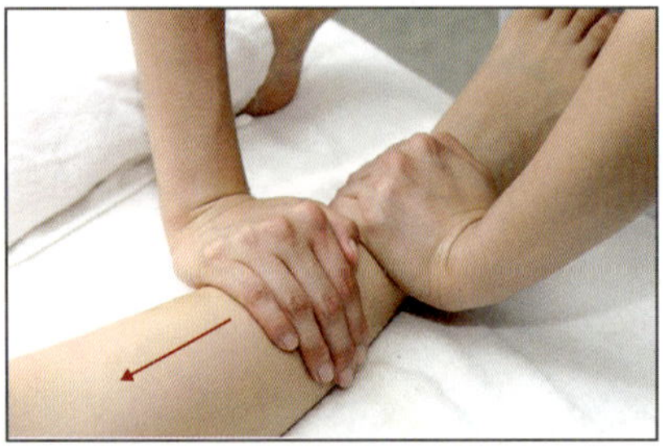

(4) 하지전면 마사지 1

양손 엄지를 이용하여 하지전면을 쓸어올려 주듯 마사지하고 부드럽게 내려주듯 터치해 줍니다.

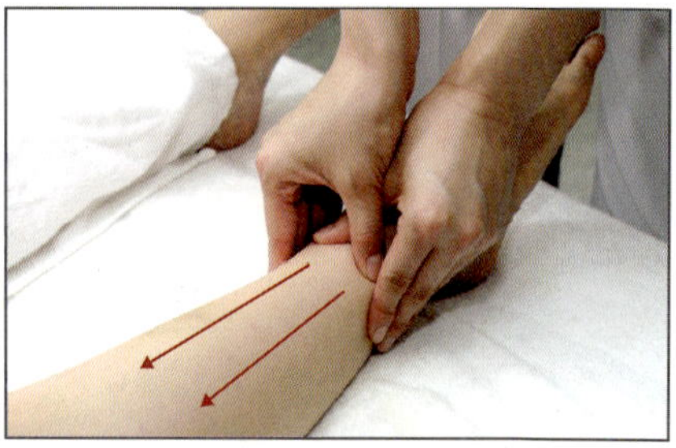

(5) 하지전면 마사지 2

양손 주먹(너클)을 이용하여 하지전면을 쓸어 올려주듯 마사지하고 부드럽게 내려주듯 터치해 줍니다.

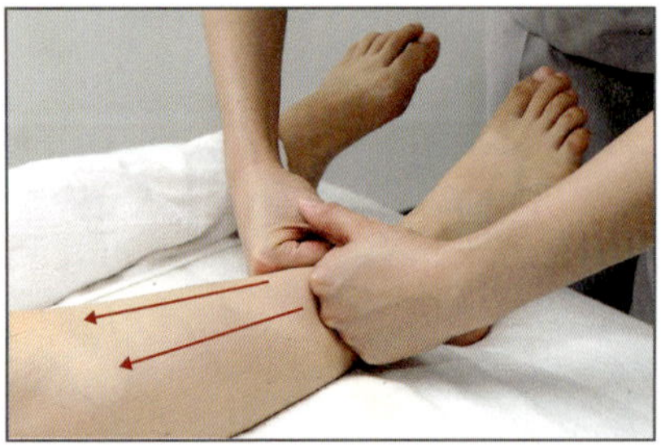

(6) 하지전면 비틀기

양 손바닥을 이용하여 대퇴부를 페트리사지 해줍니다.

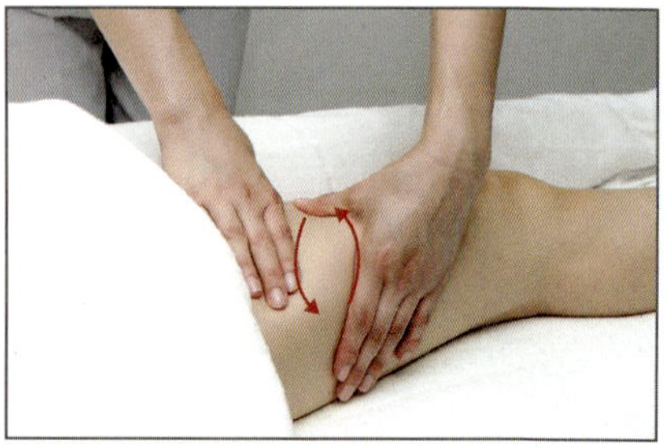

(7) 하지전면 쓰다듬기

양 손바닥을 이용하여 오일도포 동작으로 마무리 해 줍니다.

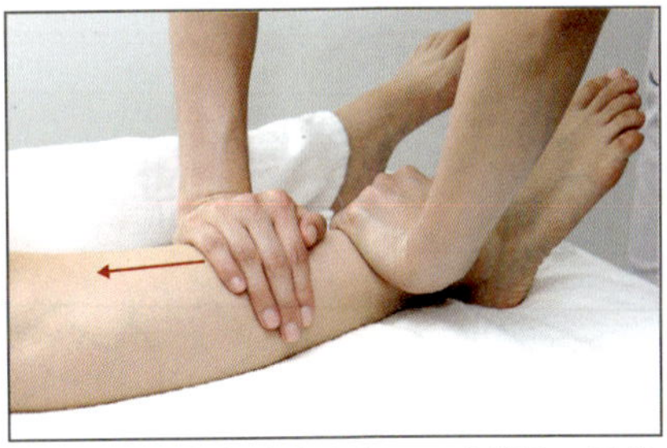

* (1)~(7)번까지 연결동작으로 반대쪽도 동일하게 진행해 줍니다.

4. 복부

(1) 복부 오일 도포

양 손바닥을 이용하여 복부 전체에 오일을 도포해 줍니다.

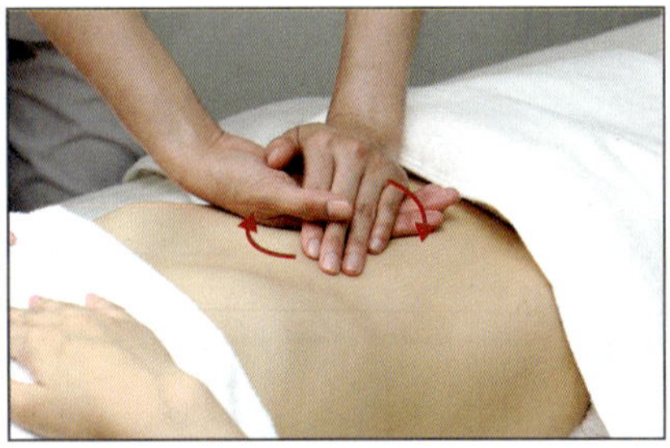

(2) 복부 마사지 1

양 엄지를 이용하여 횡격막 라인을 타고 측면으로 내리듯 마사지해 줍니다.

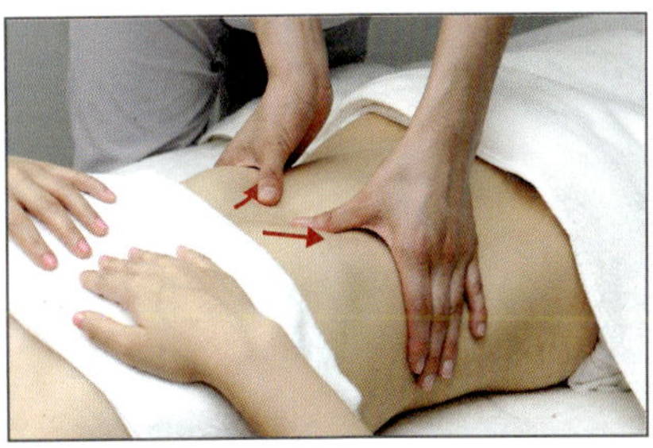

(3) 복부 마사지 2

양 손바닥을 이용하여 하복부 라인을 따라 중앙으로 모아주듯 마사지해 줍니다.

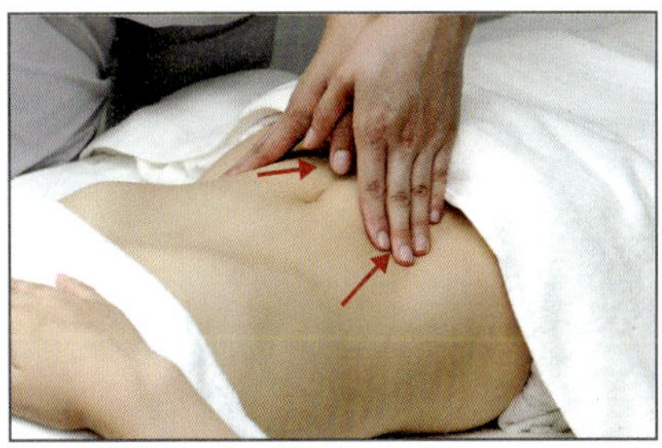

(4) 복부 마사지 3

양손 주먹(너클)을 이용하여 복부 전체를 지그시 눌러주듯 써클링해 줍니다.

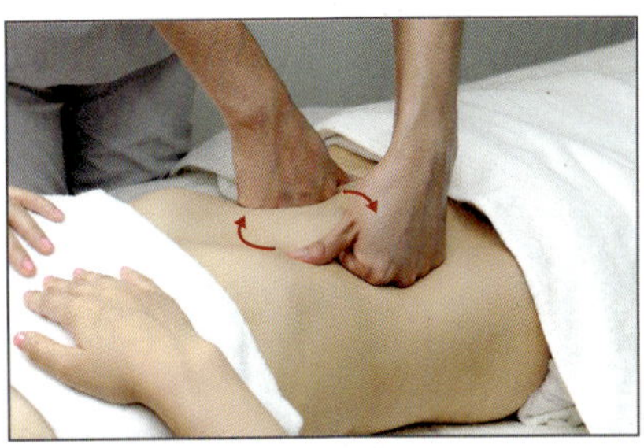

(5) 복부 비틀기

양 손바닥을 이용하여 ① 측면 → ② 중앙 → ③ 측면을 비틀기 한 후, 오일도포 동작으로 마무리해 줍니다.

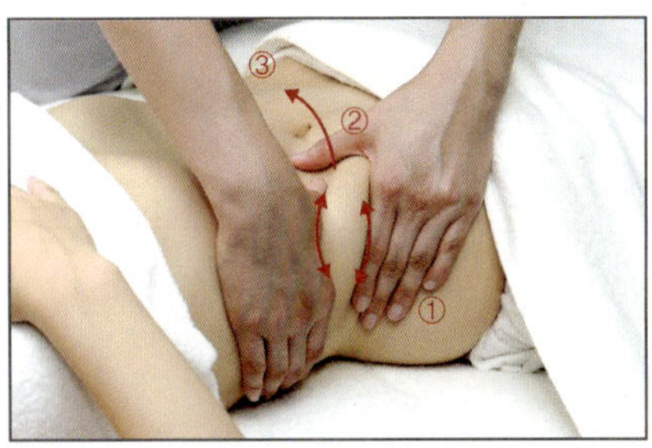

PART IV

STONE TOUCH

스톤 터치를 위한 준비

스톤 터치는 유럽피안 터치와 마찬가지로 전신탈의를 한 후 일회용 속옷만 착용한 상태에서 마사지를 받는 것이다. 땀을 흘린 후에는 가벼운 샤워를 하는 것이 좋고 샤워시설이 없는 경우는 습포(젖은 타월)를 이용해 땀을 제거한 후 마사지를 받는 것이 좋다. 유럽피안 터치나 스톤 터치는 마사지 시에 부드러운 마찰을 위해 오일을 사용한다. 겨울에는 차가운 오일을 고객 시술 전 따뜻하게 데워서 사용할 것을 권한다.

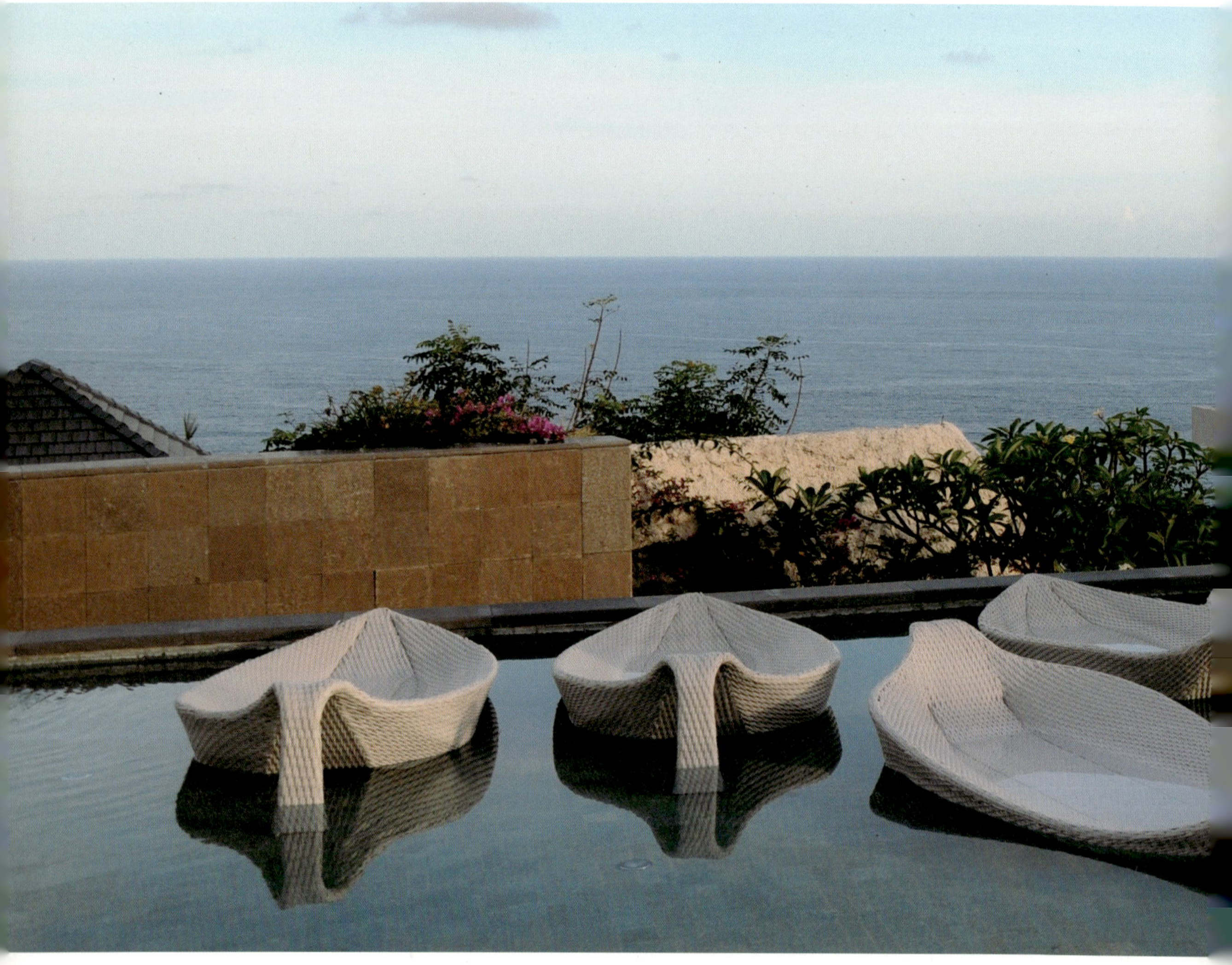

스톤 터치의 정의

고대 치료요법(Healing Therapy)의 하나로 전해 내려오는 스톤 테라피(Stone Therapy)는 하이테크(high tech) 시대에 불어온 웰빙 열풍으로 스트레스와 피로에 지친 현대인들에게 "몸(body), 마음(mind), 영혼(spirit)"을 일체로 보는 인간의 자연회귀 본능을 일깨운 요법이다. 스톤(Stone)이 가지고 있는 자연에너지(원적외선)를 이용한 온열관리로서 뭉친 근육을 이완시키고 정신적인 안정과 편안함을 주어 신체의 자연 치유력을 증가시키는 마사지기법이다.

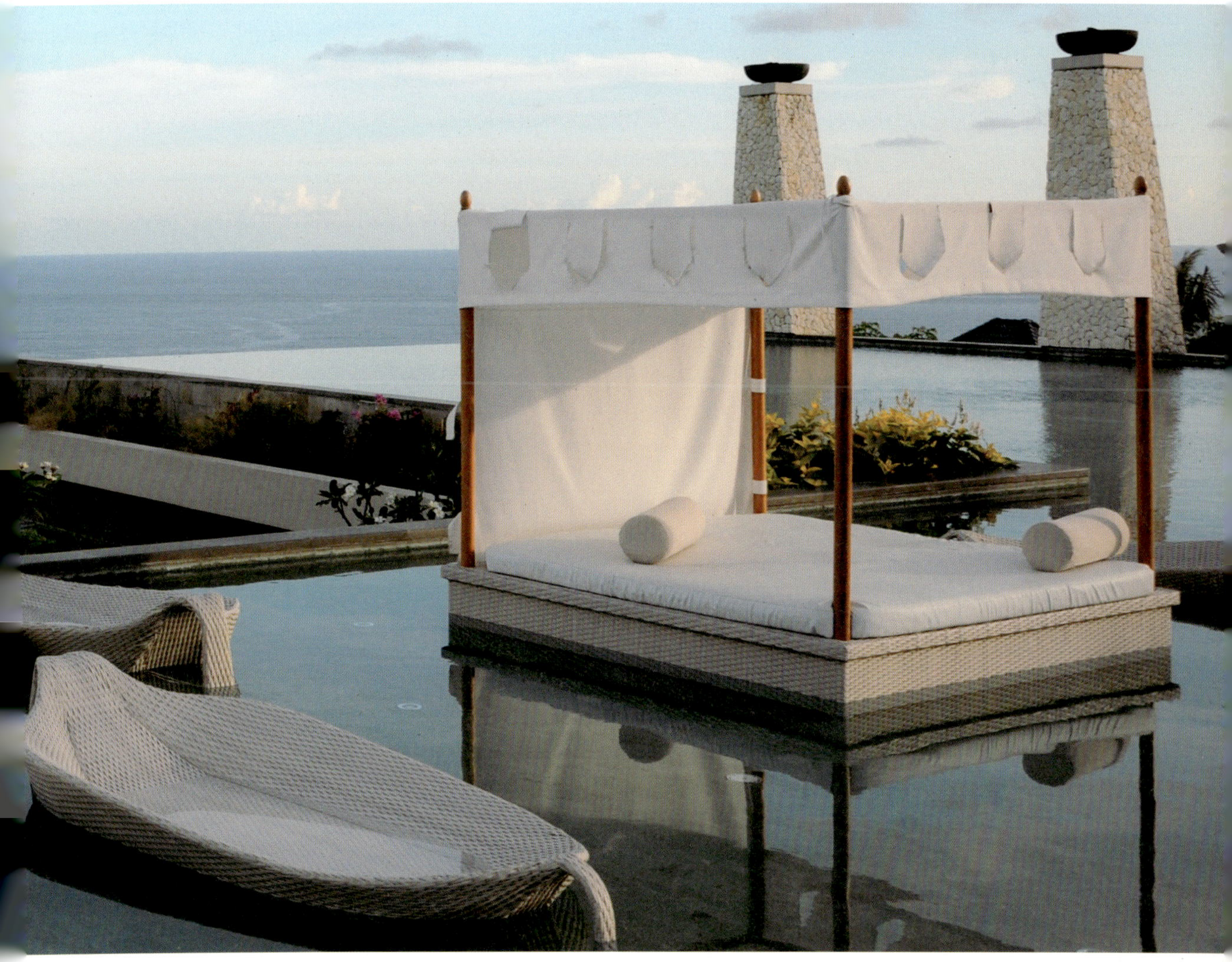

HISTORICAL BACKGROUNO

역사적 배경 및 유래

(1) 고대 주술사들이나 샤먼들이 화산의 폭발로 생긴 검정색의 현무암을 이용하여 병든 사람들을 치료하던 민간요법으로 약 1천 년 전부터 중국이나 아시아에 전해 내려온 것을 찾아 볼 수 있다. 이후 1990년대 초반 미국에서 에스테틱 분야의 하나인 트리트먼트 방법으로 발전해 왔으며 세계적인 웰빙추세와 함께 호텔, 리조트스파, 데스티네이션스파뿐 아니라 데이스파에서도 스파 서비스의 신개념 아이템으로 주목 받고 있다.

(2) 스톤이 갖는 민속 요법은 자연과의 깊은 교감과 직감적 사고에 의존하던 고대의 이집트, 그리스, 로마, 중국, 인도, 티벳 등 유구한 역사를 자랑하는 민족들은 원석이 갖고 있는 에너지를 의식적으로 자연치료의 도구로 사용하였다.

(3) 고대 인류문명의 유적지들에서 공통적으로 발견할 수 있는 거석문화 등은 하와이의 카후나스족들과 똑같이 돌을 건강과 부족 보호의 상징으로 사용하고 용암석을 치유목적의 트리트먼트에 사용하였고 그 돌을 기(ki/ti)잎에 싸 놓았다.

(4) 아메리카 원주민들을 태양열로 뜨겁게 데워진 돌을 여성의 배위에 올려 경혈을 찜질함으로써 생리통을 치료하였다. 또한, 적당히 데워진 작은 돌을 발가락 사이에 끼워 몸의 원기를 회복하는 데 이용했다.

(5) 카우보이들이 미국의 광야를 호령할 때 장작불 안에 돌을 데워서 그들의 침소 밑에 놓는 것은 보편화 되어 있던 형태이다. 그 돌의 열기가 밤에 따뜻하게 해주었을 뿐 아니라 맨 땅 위에서 잘 때보다 더 편안하게 해주었다.

(6) 필리핀인들은 거친 돌을 건조하고 노화된 피부를 관리하기 위해 사용하였으며, 피부를 젊고 건강하게 유지하기 위해 욕조 바닥에 현무암을 사용하였다.

(7) 러시아인들은 오래 전부터 혹독한 긴 겨울을 극복하기 위해 뜨겁게 데운 검은 돌을 욕조 바닥에 깔고 돌에서 발산되는 에너지를 받아 건강을 유지하였다.

(8) 일본의 수도승들은 식사 후 복부를 따뜻하게 하기 위하여 검은 돌을 달구어 허리띠에 넣고 다녔으며 지금도 일본의 온천에서는 검은 돌들을 바닥에 두고 돌의 에너지를 이용하고 있다.

(9) 중국인들은 500년 전부터 돌을 의약품으로 사용해 왔다. 또한 뜸질, 숨쉬기 운동과 함께 중국의서에도 기록되어 왔으며 양(楊)과 음(蔭)의 성질을 가진 검은 돌로 근육을 이완시키고 몸의 균형을 유지하며 흰 돌로 영혼을 다스리고 수렴하는데 이용했다.

(10) 우리나라에서도 지역에 따라 절구와 맷돌을 현무암으로 만들어 사용하고 전통가옥의 구들장에도 돌의 열을 가하여 습으로부터 신체를 보호하였다.

(11) 스파에서 사용하기 시작하며 테라피(Therapy)라는 이름을 붙일 수 있게 된 "라스톤 테라피(La Stone Therapy)"는 북 아메리카에서 시작하여 유럽전역으로 퍼졌으며 현재는 SPA Therapy로 사용되고 있다. 라스톤 테라피는 1993년 미국 아리조나주 투산에서 메리 넬슨(Marry nelson)에 의해 고안되었다. 당시 메리 넬슨은 스포츠 테라피스트였으며, 무리한 작업으로 되풀이되는 어깨 부상으로 인해 고통 받고 있었다. 그녀는 스톤의 온기와 무게를 통해 약한 압력으로도 충분한 트리트먼트가 가능해짐을 알게 되었으며, 어깨 부상 또한 멈출 수 있었다. 라스톤 테라피는 뜨겁고 찬 돌을 바꿔가며 신체에 깊숙이 파고드는 마사지 기술과 스톤이 가지는 고효율의 에너지를 적용하는 지오더말 테라피(Geothermal Therapy)의 원리를 이용한다. 이는 물리적인 경험의 전형적인 마사지를 넘어서 깊은 차원의 휴식, 건강 그리고 육체와 정신과 영적인 철학으로의 긍정적인 접근을 창조하는 웰빙으로 들어서게 한다.

EFFECTS OF STONE TOUCH

스톤 터치의 효과

1. 스톤 터치(Stone Touch)의 원리

열을 이용한 치유방법은 지역과 민족에 따라 매우 다양하게 이용되어 왔으나 돌을 이용한 치료법이 활성화된 것은 돌의 다양한 장점들 덕분이다. 돌은 열의 전도에 있어 인체에 해를 주지 않으며, 모양과 크기면에서 다른 수기요법과 효율적으로 응용될 수 있어 편리하고, 열감의 은은한 지속성의 진통 효과에 매우 뛰어나기 때문에 치료에 효율적으로 이용된다.

(1) Thermo therapy + Hydro Therapy

스톤 테라피는 온열치료(Thermo therapy)와 수치료(Hydro Therapy)가 결합된 것이다. 온열치료는 열과 냉을 번갈아 가며 적용하는 것으로 온도차를 통해 신체의 자연치유력을 높여주는 특징을 가진다. 스톤에서는 지오더말 테라피라는 용어가 사용된다.

이유는 지구(Geo)가 스톤을 통하여 온도를 전달하기 때문이다. 지구(곧 자연)에서 얻은 스톤은 가열하거나 냉각시켜 인체에 적용하게 되면 인체의 '항상성 유지' 작용에 따라 급격한 순환을 일으킨다. 혈액, 림프 순환 촉진으로 인한 영양공급 및 독소배출은 인체 최적의 치유상태를 제공하고, 육체적, 정신적으로 모두 완벽한 이완을 얻을 수 있게 된다.

수치료는 물을 이용한 테라피로, 스톤 테라피를 위해 스톤을 가열하거나 냉각시킬 때에는 물이 필요하다.
우리의 인체 또한 대부분이 물로 이루어져 있다. 스톤을 가열할 때에는 로스터에 물을 채워 온도를 높이고 스톤을 냉각시킬 때에는 얼음을 이용한다. 자연에서 얻어지는 물을 이용해야 하는 이유는 스톤이 물이 갖는 만큼 열 용량을 갖지 못하기 때문이다. 예를 들어 따뜻한 물이 채워진 로스터에 담긴 스톤과 온장고 안에 들어있는 스톤을 비교하면 물에 담긴 스톤의 경우 습열로 인해 오랫동안 따뜻한 열에너지를 공급해주는 반면, 온장고 안의 스톤은 건열로 인해 손으로 잡을 수 없을 만큼 뜨겁지만 그 열기는 오래가지 못한다.

(2) Hot Stone + Cold Stone

스톤 테라피에는 두 가지 종류의 돌이 사용된다. 핫 스톤(Hot Stone)으로는 현무암(Basalt)이 사용된다. 현무암은 화산 및 퇴적 작용에 의해 생성된 변성 화성암으로 불에 강하며 모든 종류의 암석들 중에서 열을 오랫동안 간직하는 성질이 뛰어나다. 결이 미세하고 밀도가 높으며 색이 진할수록 힐링 에너지를 다량 간직하고 있는 스톤이다.

콜드 스톤(Cold Stone)은 대리석(Marble)이 사용된다. 콜드 스톤으로 사용되는 대리석은 세계의 대양 위치가 달랐을 때 바다 밑에 존재하던 것으로 콜로라도 마블에 있는 동굴에서 수집한다. 대합과 같은 조개와 특정 미세유기물질로 바다 밑에서 만들어지는 이 스톤은 일종의 변성암으로 찬 기운을 가장 오랫동안 간직하는 성질을 가지고 있다. 스톤 테라피에 임하는 테라피스트들은 고객의 몸을 진단하여 핫 스톤과 콜드 스톤을 적당하게 적용해야 하는데, 이는 열을 이용한 신체의 에너지 이동과 관련이 깊다. 140도의 뜨거운 물속에서 천천히 데워진 핫 스톤들은 혈관을 확장시켜 혈액을 표면으로 끌어낸다.

또한, 핫 스톤의 열은 일반적인 관리보다 더 깊은 조직까지 침투를 용이하게 하고, 고객을 관리하는 동안 관리사의 팔목과 손가락이 경직되거나 부상당하는 것을 줄여준다. 핫 스톤을 경험한 고객들은 먼저 몸이 진정되고 편안해 지는 것을 느낄 수 있다. 또한 따뜻하고 영양을 전체적으로 공급받는 듯한 느낌을 받게 된다. 핫 스톤이 대표하고 있는 그것보다 더욱 매력적인 것이 바로 콜드 스톤이다. 콜드 스톤은 신경계를 자극시키고 스톤이 닿는 부위의 림프와 혈액을 밀어낸다. 인체는 일정하고 건강한 온도를 유지하기 위한 '인체 항상성'이라는 것을 가지고 있다.

인체에 뜨거운 돌을 닿게 하면 뜨거운 돌이 닿는 피부 주변에서는 열에너지 이동이 발생하는데, 이는 그 주변 부위에만 한정된다. 인체 전체의 혈액순환은 빨라지게 된다. 또한 찬 돌을 댄 부위에는 새롭게 생성된 많은 양의 깨끗한 혈액이 집중되기에 통증이 있거나 염증이 있는 부위에 적용하면 더 큰 효과를 볼 수 있다.

2. 스톤 터치(Stone Touch)의 효능

스톤 테라피는 열 테라피이다.
열 테라피를 시행하면 스톤의 열에너지가 혈액이 응혈된 조직을 지날 때 실핏줄의 혈압이 상승하여 몸 속의 순환이 빠르게 변화한다. 순환이 증가하면 영양의 공급이 잘 되고 몸의 모든 세포들이 차갑고 더운 온도 교대 경험에 반응하는 방식이다. 혈액순환이 활발해지면 해독작용이 증가되고 간과 신장, 림프와 순환 시스템이 원활해진다. 스톤 테라피 후 몸의 모든 시스템은 72시간 동안 반응을 지속하여 치유력과 면역력을 향상시킨다. 또한 콜드 스톤과 핫 스톤 교차 관리를 통해 몸의 혈액과 소화액의 교환을 증가시킨다.

(1) 온열작용

인체의 체온을 빠른 시간 안에 적정 체온으로 유지시켜준다. 이때 신체표면의 온도보다는 신체 내부의 온도를 따뜻하게 해주는 기능이 뛰어나다. 인체의 체온 상승을 통해 자연스럽게 근육을 이완시켜 줌으로써 뭉친 근육의 피로를 푸는 데 효과적이다. 이 방법은 고온에 약한 암세포 박멸법으로 이용되고 있다.

(2) 숙성작용

인체의 성장을 촉진하고 면역력을 강화시켜주는 역할을 한다.

(3) 자성작용

인체 내의 혈액순환을 좋게 하여 영양분 공급의 균형을 이룬다.

(4) 건습작용

인체의 적정 열 밸런스 균형을 맞추고 자연스럽게 모공을 열어주어 노폐물 배출을 물론 자연적인 각질 제거 효과도 볼 수 있다.

(5) 중화작용과 독소배출

인체 내의 노폐물, 독소배출, 배설물 촉진 및 신체의 나쁜 냄새를 중화시켜 준다. 왕성한 발한작용에 의해 체내에 축적된 노폐물이나 여분의 지방분을 체외로 배출시켜준다. 또한 깊숙이 스며있는 불순물이나 땀구멍을 막아 대사기능을 악화시키는 화장품 찌꺼기를 배출시켜 윤기가 있는 젊은 피부로 재생시켜준다.

(6) 세포조직 활성화

모세혈관을 확장시켜 혈액순환과 세포조직 생성에 도움을 준다. 마사지는 피부마찰로 인해 활성화된 세포가 1분에 2천 번씩 미세하게 움직여 세포조직을 활성화시켜 주기 때문에 노화방지, 신진대사 촉진, 만성 피로 해소 등에 빠른 효과를 낼 수 있다.

(7) 스트레스

스톤 테라피는 심신의 조화와 안정 등 진정효과가 뛰어나 어깨와 신장에 많은 스트레스가 가속적으로 쌓이는 현대인의 생활을 극복한 치료법일 뿐만 아니라 정신 영혼의 건강까지 치유하여 재 활력을 생성하는 능력이 있다.

(8) 통증 완화

신경통, 관절통, 견비통, 요통, 근육통증 등의 통증 증상을 감소 · 완화시켜 주는 데 효능이 탁월하다.

(9) 피부 탄력 부여

안색이 맑지 않고 트러블이 있는 피부에 효과적이며 얼굴 처짐 방지와 탄력에도 효과적이다.

UNDERSTANDING ABOUT STONE

스톤에 대한 이해

1. 스톤(Stone)의 종류

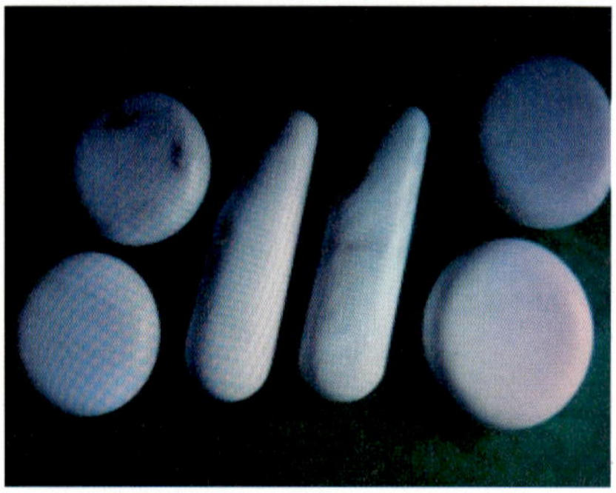

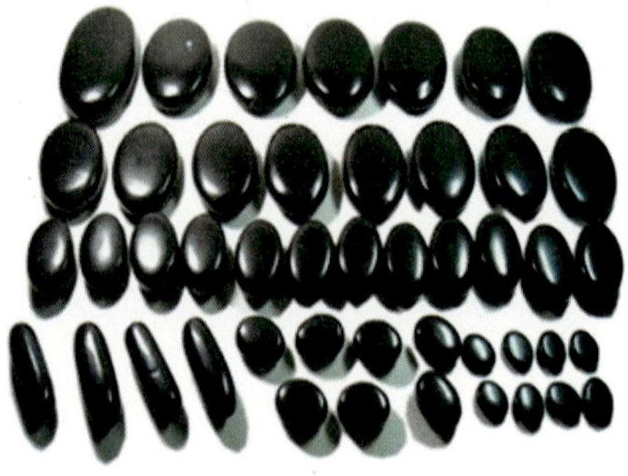

(1) 수성암(Sedimentary)

수성암은 물과 바람 등에 의해 운반된 돌이 풍화나 침식으로 굳어진 암석을 말한다. 퇴적암의 일종으로 물의 작용을 받아 물 밑에 퇴적하여 굳어졌기 때문에 수성암이라 한다.

(2) 화성암(Igneous)

고온의 마그마가 지표나 지하에서 냉각, 고결되어 생성된 암석을 화성암이라 한다.

(3) 현무암(Basalt)

'철을 함유하는 돌'라는 뜻의 바잘(Basal)에서 온 것으로 추정되는 현무암은 화성암 중 분출암의 일종으로 보통 암회색에서 검은색을 띠는데, 변성작용으로 녹색이 되기도 하고 산화작용에 의해 갈색이나 붉은색을 띠기도 한다. 뜨거운 온도를 가장 오래 붙잡고 있는 성질이 있는 암석으로, 지구상에서 가장 많은 화산암이다.

특히, 현무암의 경우 지하 1,000Km 이하 섭씨 1,200~1,400도 마그마가 굳어진 것으로 각종 미네랄이 풍부하고 천연 옥보다 높은 원적외선을 방사하는 것으로 알려져 있다. 이런 다량의 원적외선과 풍부한 미네랄 덕분에 "인체가 가지는 적외선 파장인 3~50㎛에 가장 가까운 7~13㎛의 파장을 가지므로 암석 중에서 인체에 가장 빠르게 흡수"되는 것이다. 이는 인체 파장의 46%를 차지하며 암석 중에서 인체의 근육 표피층까지 침투하여 열 반응을 일으키는 특성이 있다.

현무암의 기능은 분노를 누그러뜨리고 각 현상들을 이해하게 해주며 시간에 따른 안정, 힘, 명확함을 주고 재생 시스템의 강화와 수정률을 높여주는 기능이 있다. 어두운 회색, 진 녹색, 진홍색, 검은색 스톤들이 열을 오래 유지하므로 핫 스톤에 주로 사용하며 표면 밀도가 높아서 테라피 스톤으로 사용하기에 가장 적합하다.

(4) 변성암(Metamorphic)

변성작용에 의해 조직이나 광물 조성이 변화한 암석이다. 지각변동에 의해 암석의 위치가 물 속이나 땅 속으로 서로 바뀌어 온도, 압력의 영향을 받거나, 화산분출로 인해 마그마와 광물 사이에 반응으로 일어나 새로운 조직이 생성되는 경우 암석의 형질이 바뀌게 되는데, 이런 암석을 변성암이라 한다.

(5) 대리석(Marble)

석회암, 돌로마이트가 접촉 또는 광역 변성작용을 받아 재결정된 암석이다. 원래의 암석이 순수한 탄산칼슘으로 조성되면 방해석 결정으로 변성되고 그 외의 성분이 있으면 여러 광물이 만들어진다. 색과 무늬가 아름다워서 장식용 건축석재로도 사용된다.

(6) 그 외

크리스탈, 옥 등을 이용한다. 이러한 돌들은 인체에 해를 주지 않는 광물질로 이루어져 있으며, 어떤 것은 인체에 매우 유익한 성분을 포함하고 있기도 하다. 돌은 주로 주변의 산과 강, 바닷가 부근에서 채집할 수 있는데, 돌의 면과 모서리가 매끄럽고 석질이 단단하며 모양이 필요 요건에 적당하면 마사지를 하기에 충분하다.

2. 스톤의 모양 및 용도

다양의 돌의 선택은 근육 모양에 따라, 혹은 신체 구조에 맞춰 다양하게 조화를 이루며 적용될 수 있다.

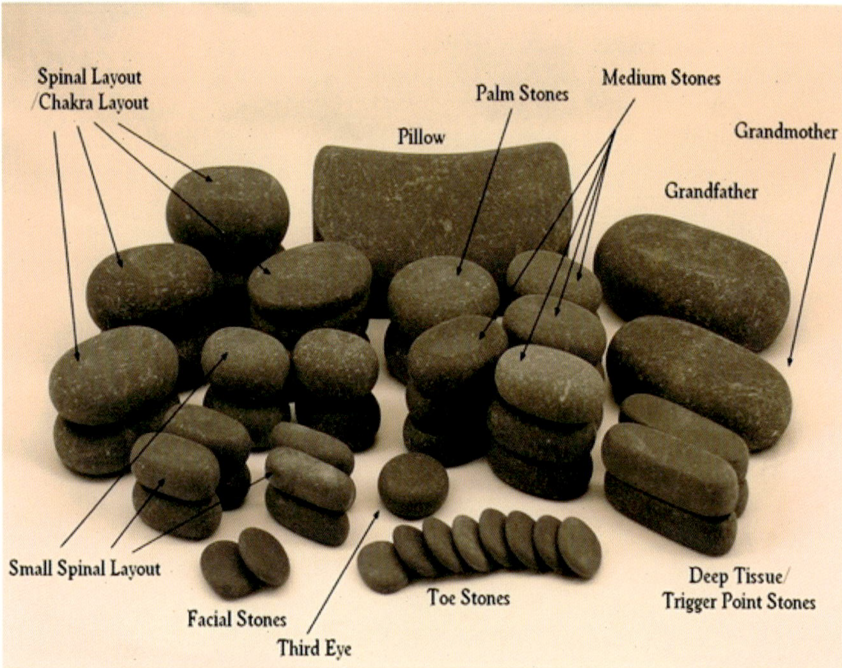

구 분	이미지	용 도
Grandfather and Grandmother Stones	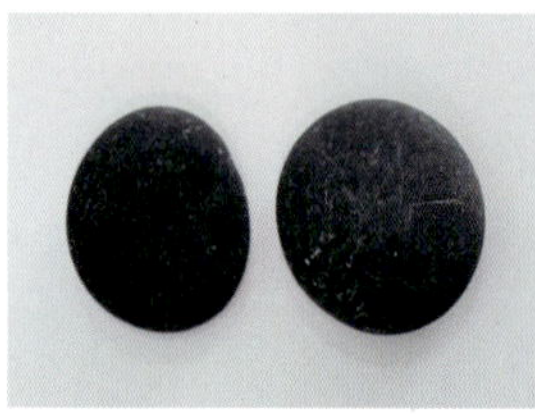	복부, 천골 등에 올려 놓거나 복부트리트먼트시 사용되는 돌
Trapezius Inserts	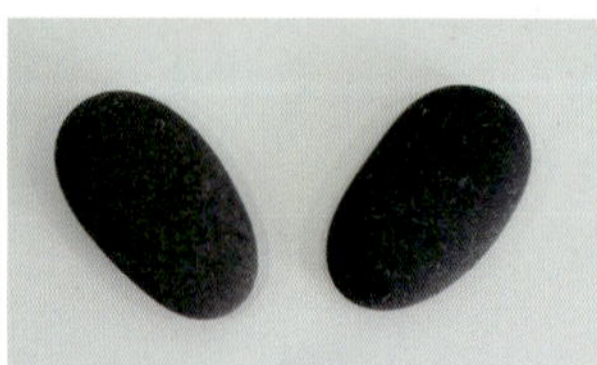	승모근과 견갑골의 중간 경계 내부에 고정할 수 있는 돌

구 분	이미지	용 도
Large Effleurage Stone	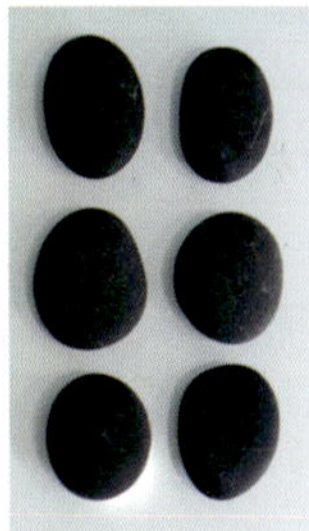	넓은 등, 허벅지, 복부 등에 적용할 수 있는 5~7cm 정도의 평평하고 둥그런 돌
Medium Effleurage Stone	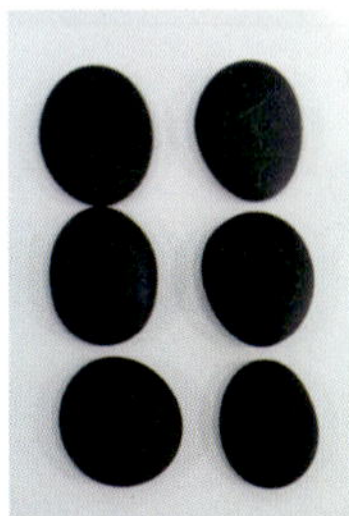	등, 하지, 상지에 모두 적용할 수 있는 4~6cm의 스톤
Spinal Layout Stone	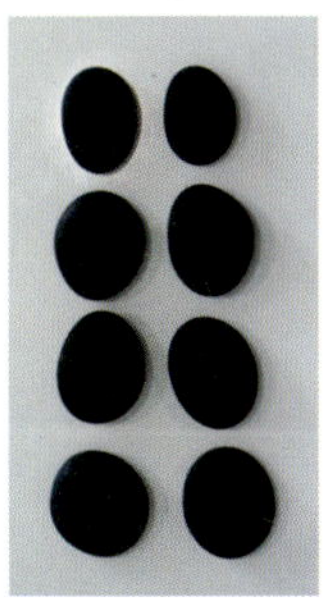	5~6.5cm 정도의 척추기립근을 중심으로 고정스톤을 할 수 있는 8~12개의 스톤세트
Belly Stone	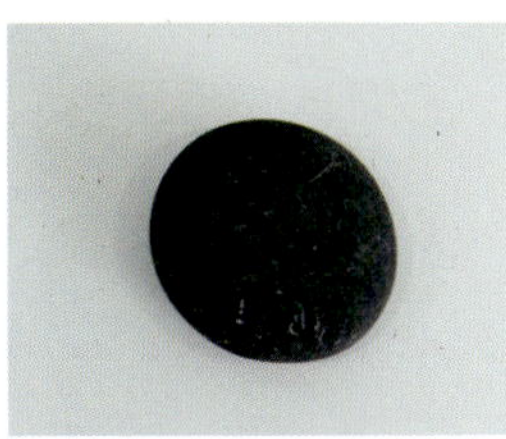	편안한 온기를 제공하는 복부용 묵직하고 납작한 돌
• Neck Worken Stone • Trigger Point Stone	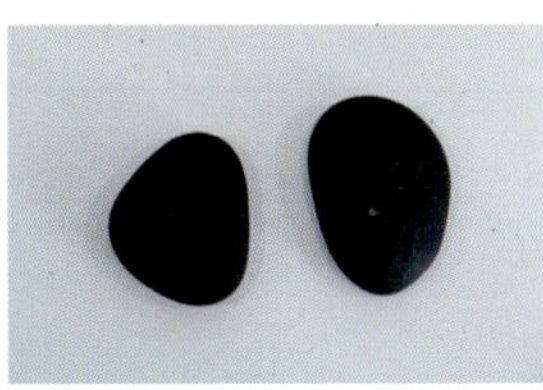	• 경부 전체를 둥글리듯 터치할 때 사용되는 돌 • 근육의 트리거 포인트 또는 경혈 지압을 위한 앞부분이 뾰족한 돌

구 분	이미지	용 도
Face Stone	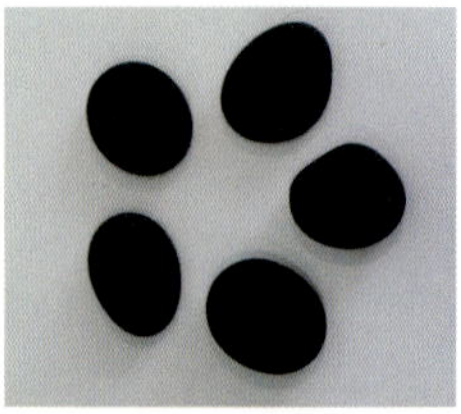	페이스 관리 시 사용되는 스톤으로 작고 가벼우며 부드러운 돌
Hand Stone	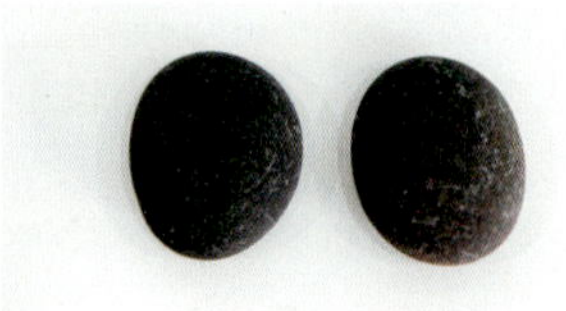	팔과 손의 트리트먼트를 적용하거나 웜 스톤 시 따뜻한 위에 고객의 손을 올릴 수 있도록 만든 안락하고 둥근 돌
Pillow Stone	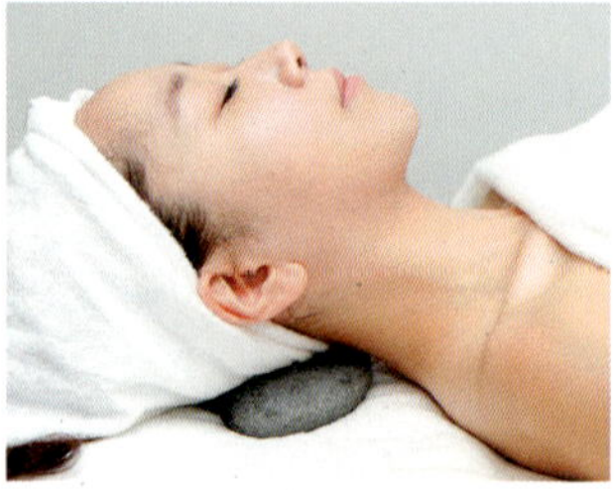	고객의 목베개로 사용할 수 있는 넓적한 돌
Toe Stone	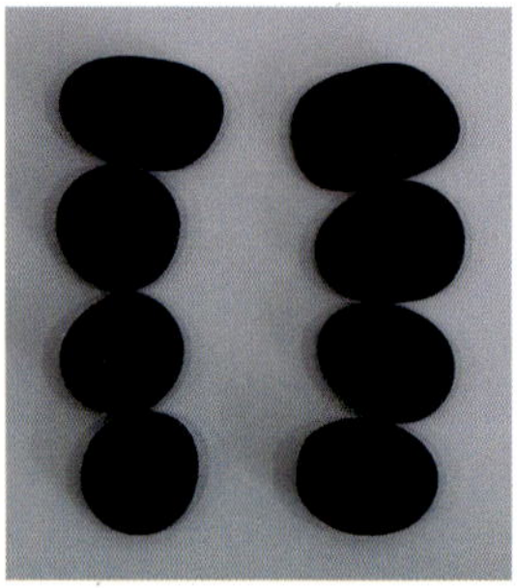	얇은 소재의 스톤으로 8개 세트로 이루어진 발가락 사이에 끼워 사용할 수 있는 스톤이다.

3. 스톤의 색

돌은 보통 3가지로 분류하여 이용하는데 신체 온도보다 뜨거운 돌, 신체 온도와 같은 돌, 그리고 아주 차가운 돌로 구분된다.

(1) 검은색 돌

매우 강한 열감을 전달할 때 이용
주로 근육을 이완하고 심신을 평온한 상태로 유지하려 할 때와 만성질환 통증에 적용

(2) 초록색 돌

체온과 같은 온도를 전달할 때 이용

(3) 흰색 돌

차가운 온도를 전달할 때 이용
근육을 수축시킬 필요가 있는 급성질환인 경우와 심신을 다이내믹하게 유지할 때, 혹은 마사지 마무리 단계에 주로 이용

4. 스톤의 온도

스톤 테라피에서의 온도 조절은 가장 중요하면서도 까다로운 문제 중 하나이다. 만약 돌이 식어 차갑다면 오히려 마사지를 방해할 수도 있기 때문이다. 잘못된 적용은 근육에 긴장을 주고 수축시켜 혈행을 방해하게 되고, 극심한 피곤을 유발시키게 되며, 신경을 압박해 통증을 일으키게 된다.

구 분	온도(섭씨)	Stone 컬러	기 구
1	최대 58도 이하	Black	열 보호 기계 이용
2	최대 44도 이하	Green	열 보호 기계 이용
3	최대 25도 이하	White	차가운 물 이용
4	0도 이하	White	얼음을 이용

(1) 따스한 돌(Warm Stone)

웜스톤의 온도는 26.6~43.3도 사이가 적당하며, 스톤을 움직이지 않고 고정시켜 적용한다. 복부에 올려놓거나, 베개처럼 목 밑에 받치거나 등에 깔고 누웠을 경우가 이에 해당된다. 직접 스톤을 이용해 마사지를 할 경우에는 약간 봉처럼 생긴 것을 선택하는데, 지압과 같이 심부에 깊은 압을 적용할 수 있으므로 이 온도를 따른다. 이 온도는 피부에 화상을 주지 않으면서 근육을 이완할 수 있다. 그러나 타월 위에 웜 스톤을 고정하여 적용할 경우 피부에 닿았을 때 온도보다 조금 더 높은 온도의 돌을 적용하도록 한다.

(2) 뜨거운 돌 (Hot Stone)

스톤의 온도는 48.8~57.2도 사이가 적당하며, 스톤을 다이내믹하게 움직여 신체의 한 부위에 머물지 않도록 한다. 피술자의 전신에 긴 스트로크(long stroke)를 하거나 에플러라지(effleurage), 페트리사지(petrisage)를 하는 경우가 해당된다. 시술자는 양손 또는 한손에 스톤을 쥐고 피술자의 근육과 피부에 리듬감 있는 마찰을 적용함으로써 마사지 효과를 극대화 시키고, 스톤의 열을 충분히 전달하며, 피부 손상의 우려를 예방할 수 있다.

(3) 차가운 돌 (Cold Stone)

스톤의 온도를 신체 온도(36.7도)보다 낮게 하여, 스톤을 양손 또는 한손으로 쥐고 에플러라지, 페트리사지 테크닉으로 실시한다. 콜드 스톤의 경우 응혈을 풀어주는 데 효과가 크며 피술자가 근육 사용을 과다하게 하여 염증으로 부었거나 더위에 지쳐 있을 경우, 정신을 맑게 하려는 경우 등과 같은 급성 치료에 효과적이다. 또한 피부에 열이 있는 경우나 모공을 수축하는 데 효과가 있다.

(4) 얼린 돌 (Iced Stone)

스톤이 피부에 직접 닿지 않도록 수건 등을 이용해 스톤을 감싼 채 스톤을 움직이지 않고 고정시켜 적용한다. 목 밑에 베개처럼 이용하거나 허벅지 위, 또는 어깨 등에 적용한다. 급성으로 환부가 부었다면 10분 간격으로 냉찜을 하고 다시 5분 정도 쉬기를 반복하여 동상의 역효과가 생기지 않도록 한다.

5. 스톤 터치의 준비물

① 스톤히터 : 자동 온도 조절장치가 부착되고 팬을 분리할 수 있는 것

② 뜰채(네트)와 스푼 & 랩(Wrap) : 물이 빠질 수 있는 뜰채와 스푼, 스톤을 넣어둘 수 있는 주머니

③ 타월 및 오일

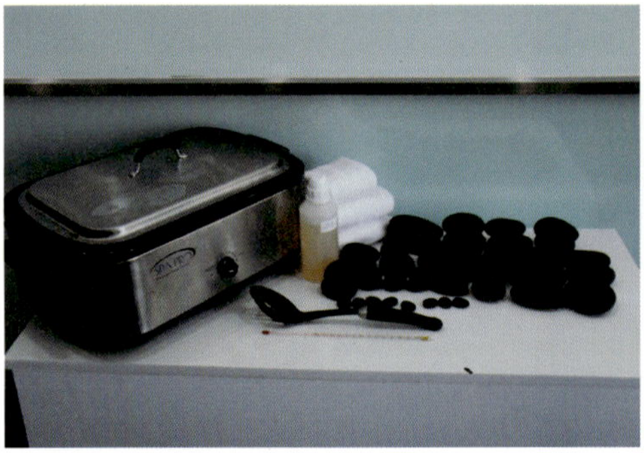

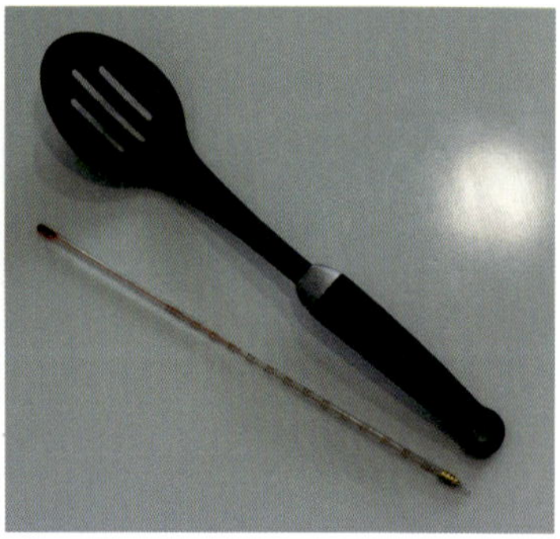

6. 스톤 터치의 준비

스톤 워머기에 타월을 깐 뒤 스톤을 넣고, 물을 부어 준다.

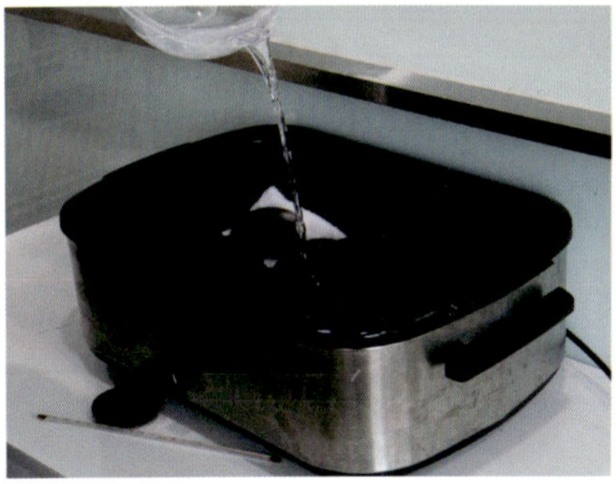

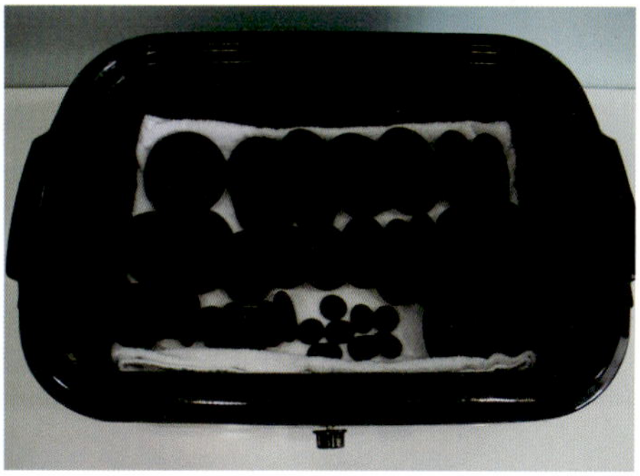

워머기 온도 맞추기

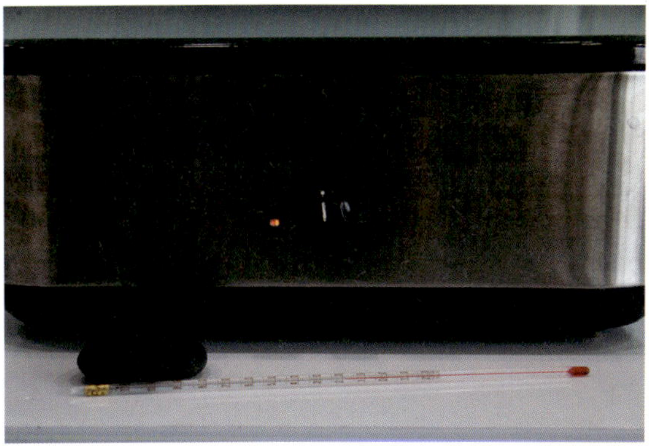

① 워머기의 온도는 120~130도로 맞춘다.
② 물이 끓기 시작하면 온도를 낮추고, 보온으로 설정한다.
③ 스톤히터에서 스푼을 이용하여 스톤을 건져 차가운 물에 잠시 담가 50~60도 정도로 스톤의 온도를 맞춘 뒤 트리트먼트(Treatment)를 진행하도록 한다.

7. 스톤 세척

스톤(Stone)은 바이러스, 살모렐라균 등 세균들을 멸균소독하고 건조하여 보관하는 것이 중요하다. 돌에 묻은 오일과 피부에서 떨어져 나온 각질이 박테리아를 생성하기 때문이다.
사용하고 난 돌들을 큰 통에 적당량의 물과 락스(세제용 크로락스)를 섞어 약 10분간 담가 놓는다. 그리고 다시 꺼내 흐르는 물에 씻고, 햇빛이 있는 곳에서 널어 말리면 완벽하게 소독 과정을 마칠 수 있다.
그 외에도 염소 페이퍼를 사용하거나, 산화제를 물에 희석시키는 방법, 알코올로 씻어주는 방법 등이 있다.

COMPOSITION OF TECHNIQUES

스톤 터치의 테크닉 구성

1. 스톤 터치의 적용기법

(1) 스피닝 (Spininig)

평평하고 적당한 중량감의 스톤을 복부에 올려두고 시계방향으로 돌려주면서 압은 깊게 눌러 마사지한다. 스피닝은 스파 등 물을 이용한 테라피보다 단기간에 효과를 볼 수 있다. 특히 대장염이나 설사 등 소화기계통의 신진대사를 원활하게 해 준다. 단 임산부에게는 과도한 스피닝은 유산이 될 수 있으므로 반드시 고객에게 동의를 얻어서 실시하는 것이 좋다.

(2) 글라이딩 (Gliding)

매끄럽고 평평한 현무암을 이용하여 단단하게 굳은 근육부위를 미끄러지듯 가볍고 부드럽게 마사지해 준다. 이 동작은 피부를 부드럽게 해 준다.

(3) 탭핑 (Tapping)

신경계의 깊은 침투를 위해 두 개의 스톤을 이용하여 신체부위에 올려 놓은 뜨거운 스톤의 열에너지가 몸에 전도되는 동안 또 다른 스톤을 이용하여 미리 올려둔 돌을 가볍게 두드려주는 마사지이다. 이 동작은 가슴의 흉선을 효과적으로 치유하고 인체의 면역시스템을 통제하는 기관인 흉선의 기능을 강화시키는 동작이다.

(4) 플리핑 (Flipping)

콜드 스톤과 핫 스톤을 번갈아 사용한다. 이 동작은 경직된 근육과 신체부위를 가볍게 튕겨 올리는 마사지이다. 먼저 콜드 스톤으로 가볍게 튕겨 올려준 다음 핫 스톤으로 가볍게 눌러주면서 마무리 마사지를 해주면 좋다.

(5) 엣징 (Edging)

스톤의 한쪽을 손에 쥐고 스톤의 모서리로 근육을 따라 깊숙이 문질러주는 동작이다. 이 동작은 딥티슈 마사지에 매우 효율적인 동작이다.

(6) 코쿠닝 (Cocooning)

조직이 심하게 굳어 있거나 근육이 손상되었을 때 일반적으로 사용되는 것이다. 팔과 다리 등에 타월을 깔아두고 스톤을 올려 둥글게 전체적으로 감싸주는 마사지 동작이다. 핫 스톤 코쿠닝과 콜드 스톤 코쿠닝을 번갈아 사용하는데 수축과 팽창을 교차시키면 시너지 효과가 배에 이른다.

(7) 플러싱 (Flushing)

스톤의 평평한 가장자리 부분으로 인체의 말초신경을 향하여 한번에 다림질 하듯이 하는 것이며 긴장을 풀어주는 동작이다. 이 동작은 인체의 독소를 배출시킴으로써 긴장을 풀어주는 것이기에 터미널 클리어란스(Terminal Clearance)라고도 부른다.

2. 스톤 터치의 다양한 기법

(1) 오리지널 스톤 테라피 (Original Stone Therapy)

스웨디쉬 마사지 기법을 바탕으로 하여 핫 스톤을 이용한 가장 기본적인 트리트먼트로 몸을 따뜻하게 해주고 면역력을 향상시킨다.

(2) 웜 스톤 테라피 (Warm Stone Therapy)

가운을 입은 상태 또는 타월드레이핑 후 건 스톤을 관절과 근육에 고정하여 혈액순환을 돕고, 몸의 온도를 높여 면역력을 향상시킨다.

(3) 디톡스&릭렉스 (Detox & Relax)

림프드레나쥐 기법을 이용하여 핫 스톤과 콜드 스톤을 적절히 접목하여 노폐물 배출을 돕고 자율신경계를 조절하여 최상의 릴렉스를 부여한다.

(4) 피지오 워크 (Physio Work)

물리치료적 개념에서 근육을 이해하고 스톤과 접목하는 테라피로 마찰로 인한 통증 없이 근육을 풀어줌으로써 통증감소에 뛰어난 임상효과를 볼 수 있다.

3. 스톤 테라피와 다양한 마사지테크닉과의 접목

스톤을 잘 이용하면 다양한 종류의 마사지에 매우 효과적이다. 일반적으로 수기요법은 전신의 힘을 이용해야 하는 만큼 많은 에너지의 소모를 요구한다. 이에 반해 스톤을 이용할 경우는 돌 자체의 무게와 돌의 강직성, 그리고 돌의 열감 때문에 맨손으로 적용하는 테크닉과는 다른 효과를 얻을 수 있어, 오히려 타 종류의 마사지를 실시하더라도 스톤을 이용해 부분적 또는 전체적으로 의존하는 사례가 많아지게 된다.

(1) 스포츠마사지 (Sport massage)

근육의 모양과 크기에 적당한 뜨거운 스톤을 이용하여 어깨나 등, 허벅지, 복부 등과 같은 통증 부위에 강하고 깊은 압을 적용하거나, 바이브레이션 등과 같은 다이내믹한 테크닉으로 근육을 이완하는 데 적용한다.

(2) 임산부 마사지 (Pregnancy massage)

복부를 제외한 전신에 마사지를 적용한다. 테크닉은 스웨디쉬 마사지와 함께 적용하며, 임산부가 마사지를 받는 동안 편안한 자세를 만들어 적용하는 것이 중요하다.

(3) 경락 마사지 (Meridians massage)

달걀 만한 크기의 뜨거운 스톤을 이용해 경락을 따라 천천히 경혈을 자극하여 12경락을 유주하며, 손가락 굵기의 따뜻한 스톤을 사용해 통증이 발생하지 않을 정도의 깊은 압으로 경혈점을 자극한다.

(4) 림프 마사지 (Lymph massage)

3~4cm 크기의 따듯한 스톤을 이용해 아주 가벼운 접촉으로 림프결절이 있는 방향으로 림프선들을 자극한다. 림프 마사지는 손끝의 가벼운 힘으로만 피부 표면을 자극해야 하므로 스톤을 가볍고 섬세하게 다루며 실시한다.

(5) 얼굴 마사지 (Face massage)

페이스 관리 시 따뜻한 3~4cm 크기의 작은 돌을 이용하여 한손 또는 양손으로 얼굴의 림프의 방향대로 마사지한다. 볼, 이마 등의 넓은 면의 경우 스톤의 넓은 면을 사용하도록 하고, 관골, 코 등의 좁은 부위는 스톤을 세워 적용하도록 한다. 눈 주위와 입 주위는 주의하여 마사지하도록 한다.

(6) 셀프 마사지 (Self massage)

스톤을 이용해 셀프 마사지한다. 따뜻한 스톤을 등이나 견갑골 등에 깔고 눕거나, 목이나 허리에 받치는 방법으로 스톤과 자신의 몸무게를 이용해 찜질 효과를 얻는다. 손으로 마사지가 가능한 부위는 뜨거운 돌을 이용해 심장 방향으로 압을 주며, 가볍게 밀고 당기기를 반복하여 근육을 이완할 수 있다.

4. 웜 스톤 터치 (Warm Stone Touch)

(1) 스파이널 레이아웃 스톤 (Spinal Layout Stones)

둥글고 납작한 돌 8~12개를 척추를 중심으로 놓아줍니다. 스톤 위에 마른타월을 놓고 고객을 천천히 눕힙니다.

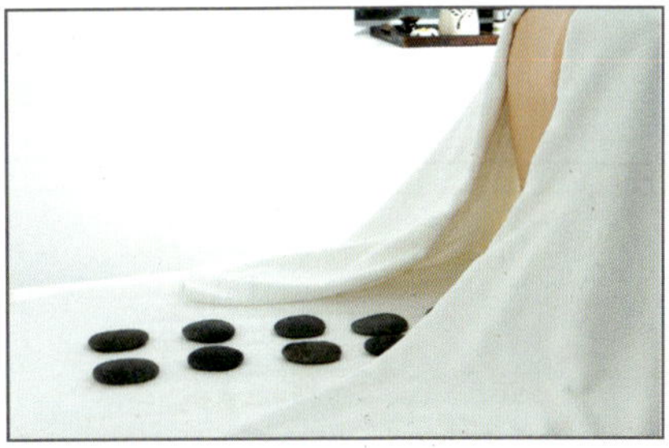

(2) 차크라 스톤 (Chakra Stones)

차크라 스톤 3~4개를 사용하여 3번 차크라부터 7번 차크라까지 올려줍니다. 복부의 경우 작은 돌을 양쪽으로 올려줘도 좋습니다.

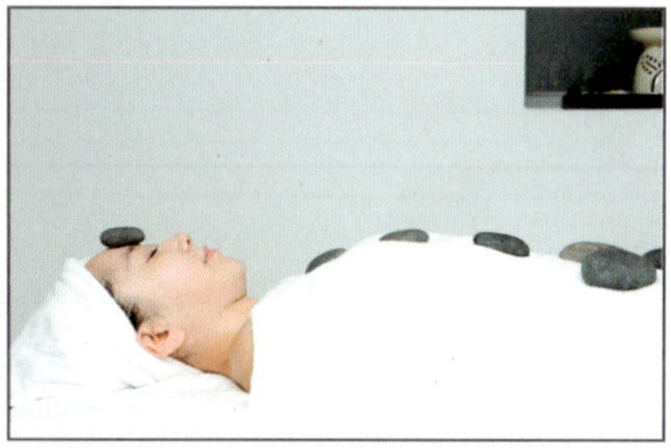

(3) 핸드 플레이스먼트 스톤 (Hand Placement Stones)

둥글고 아치가 있는 돌 2개를 고객의 손바닥 안에 감싸 쥘 수 있도록 고정합니다. 스톤의 온도가 높을 경우 시트 또는 타월로 감싸줍니다.

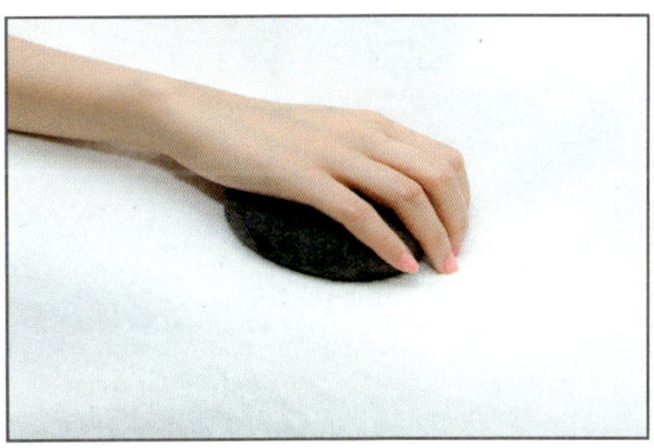

(4) 필로우 스톤 (Pillow Stone)

넓적하고 큰 돌을 이용하여 고객의 머리 후두부 하단에 고정합니다.

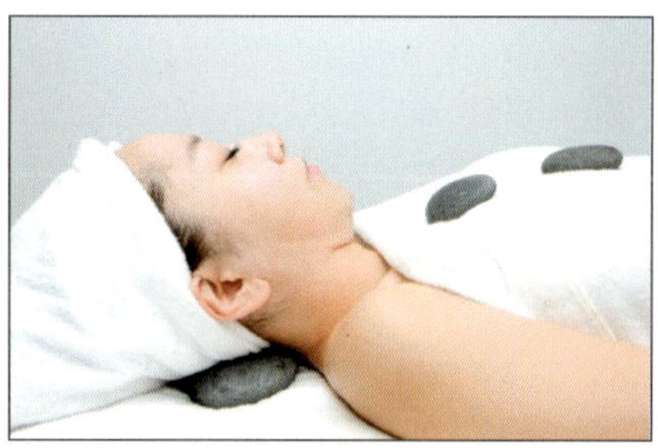

(5) 트라페지우스 스톤 (Trapezius Stones)

양쪽 상부 승모근에 길고 넓적한 돌을 경추 7번 방향으로 대각선으로 고정합니다.

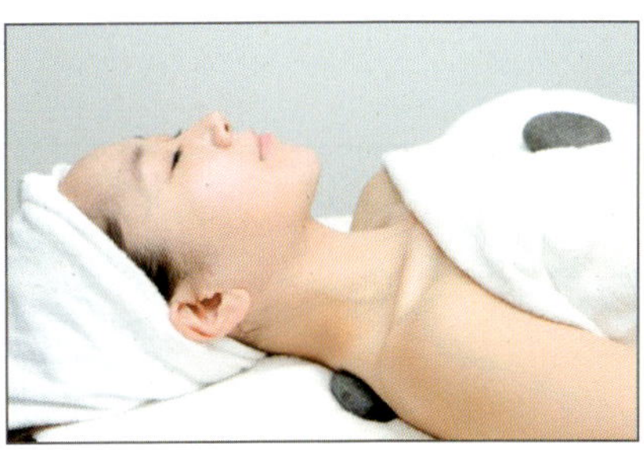

(6) 토우 스톤 (Toe Stones)

발가락 사이사이에 토우 스톤을 끼워줍니다.

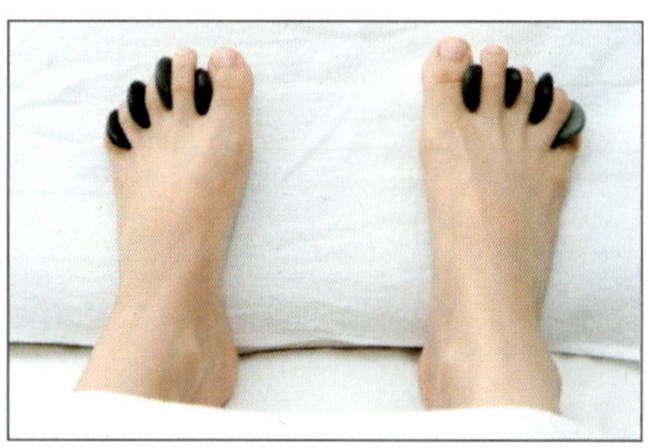

5. 핫 스톤 터치(Hot Stone Touch) 후면 상체

(1) 오일도포

양 손바닥을 이용하여 등 전체에 오일을 도포합니다.

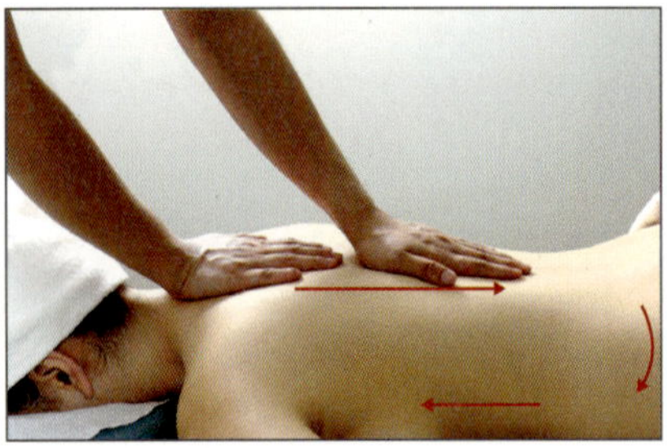

(2) 등 – 원스톤 열전도

원스톤을 이용하여 스톤의 온도를 등 전체에 전달해 줍니다. 스톤의 온도가 적당해지면 왼쪽부터 ① 기립근, ② 광배근, ③ 상완, ④ 승모근 순으로 쓰다듬기 동작을 해 줍니다. 스톤을 반대로 돌려 반대쪽 등도 동일하게 진행해 줍니다.

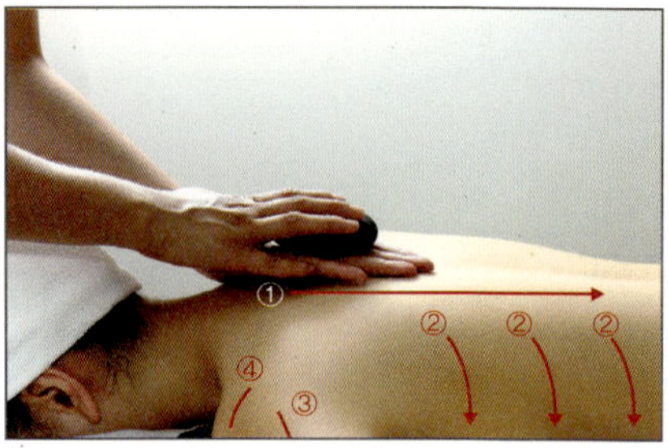

(3) 등 – 투스톤 열전도

투스톤을 이용하여 스톤의 따뜻한 온도를 등 전체에 전달해 줍니다.

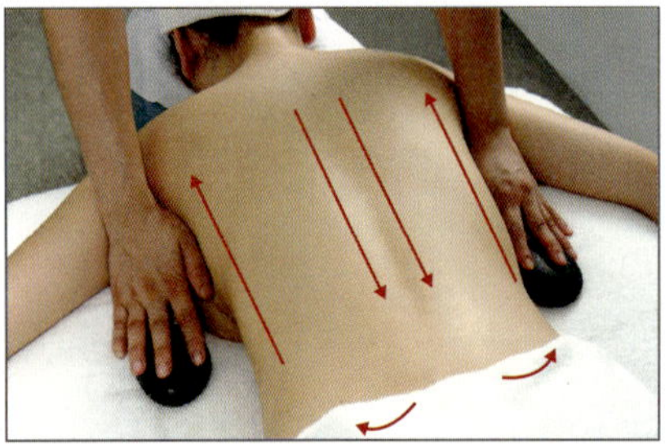

(4) 등 – 원스톤 1

원스톤을 이용하여 기립근을 중심으로 스톤의 가장자리를 이용하여 온도를 체크해 줍니다. 반대쪽도 동일하게 진행해 줍니다.

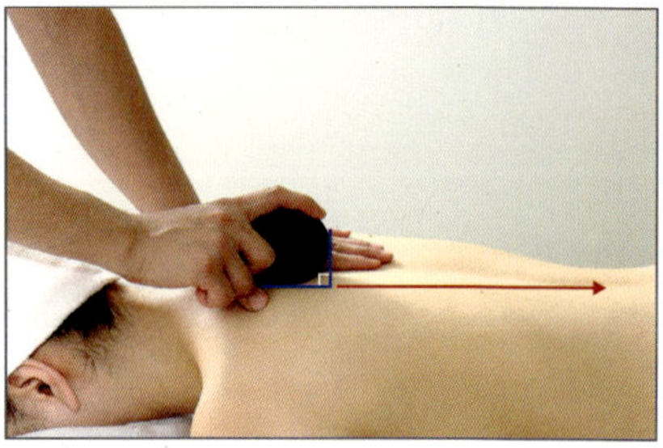

(5) 등 - 원스톤 2

원스톤을 이용하여 기립근을 중심으로 스톤의 각도를 조금 눕혀 쓸어내려 줍니다. 반대쪽도 동일하게 진행해 줍니다.

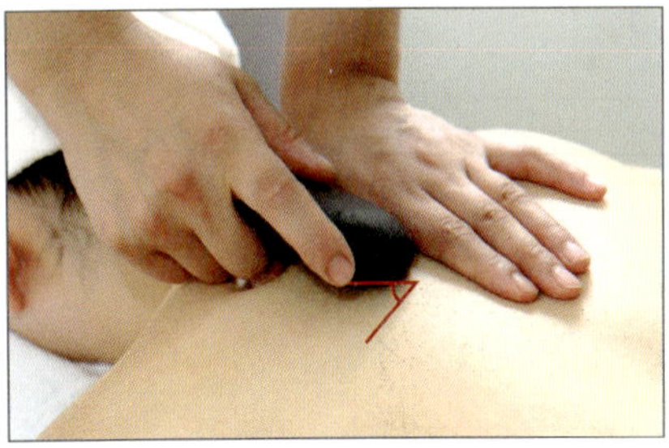

(6) 등 - 원스톤 3

원스톤을 이용하여 기립근을 중심으로 스톤의 넓은 면을 이용하여 쓸어내리기 동작을 해 줍니다. 광배근은 전체를 굴려주며 올라옵니다. 스톤의 온도가 식을 때까지 반복해 동작을 해 줍니다. 반대쪽도 동일하게 진행해 줍니다.

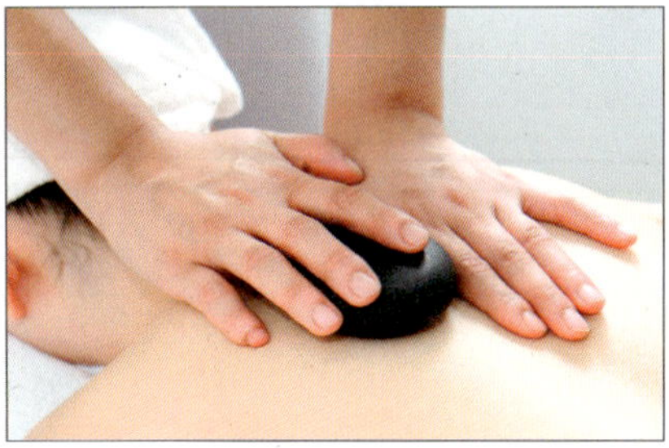

(7) 등 - 투스톤 1

투스톤을 이용하여 기립근을 중심으로 스톤의 가장자리를 이용하여 온도를 체크해 줍니다.

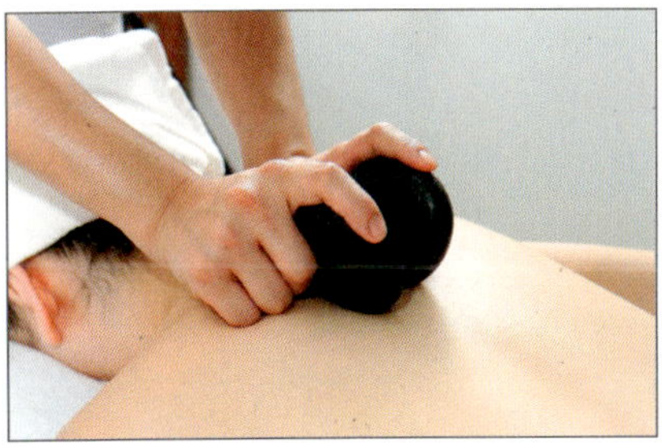

(8) 등 - 투스톤 2

투스톤을 이용하여 기립근을 중심으로 스톤의 각도를 조금 눕혀 쓸어내리기 동작을 해 줍니다.

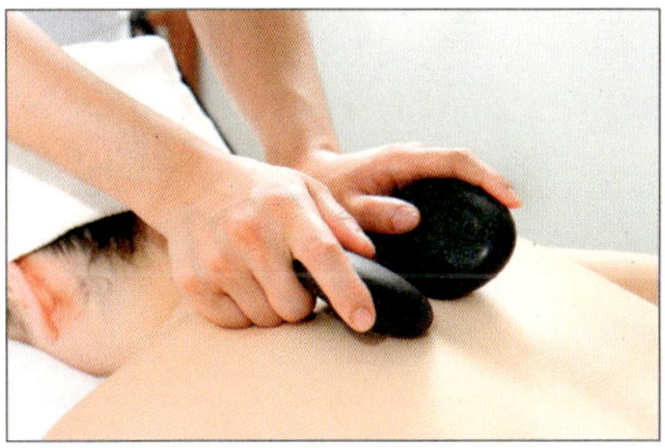

(9) 등 - 투스톤 3

투스톤을 이용하여 기립근을 중심으로 스톤의 가장자리를 이용하여 온도를 체크해 줍니다.

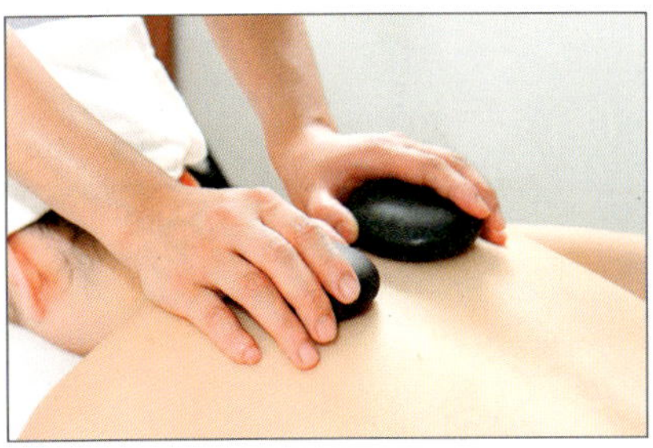

(10) 등 – 원스톤 사이드 1

기립근에서 승모근까지 원스톤의 가장자리를 이용하여 온도를 체크해 줍니다.

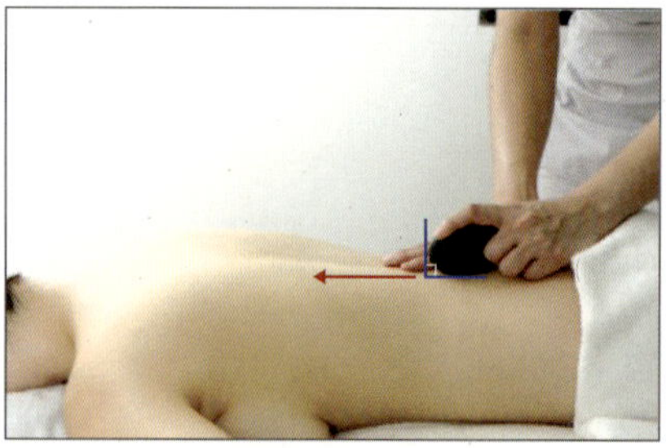

(11) 등 – 원스톤 사이드 2

고객의 측면에서 원스톤을 이용하여 기립근에서 승모근까지 스톤의 각도를 조금 눕혀 쓸어올리기 동작을 해 줍니다.

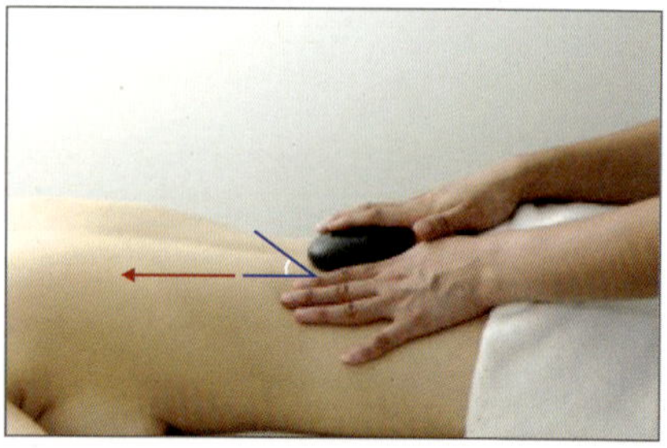

(12) 등 – 원스톤 사이드 3

고객의 측면에서 원스톤을 이용하여 기립근에서 승모근까지 스톤의 넓은 면을 이용하여 쓸어올리기 동작을 해 줍니다.

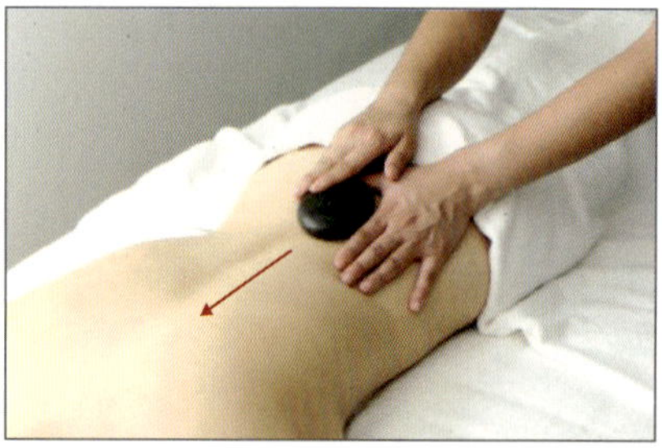

(13) 등 – 원스톤 사이드 4

원스톤을 이용하여 고객의 측면에서 승모근 끌어당기기 동작을 해 줍니다. 스톤의 온도가 식을 때까지 여러 번 반복해 줍니다.

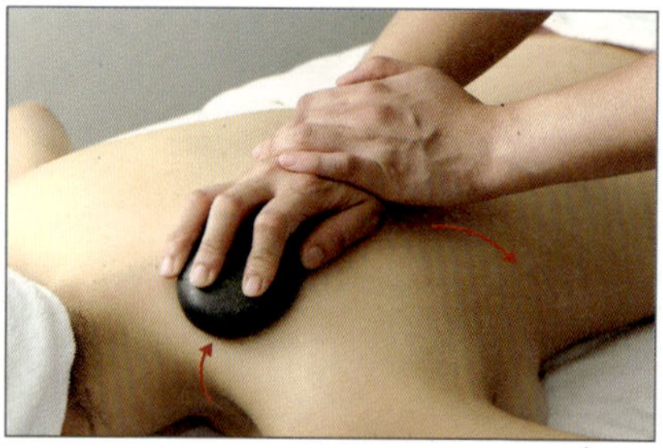

(14) 등 – 원스톤 사이드 5

원스톤을 이용하여 고객의 측면에서 광배근 전체에 쓸어내리기 동작을 해 줍니다.

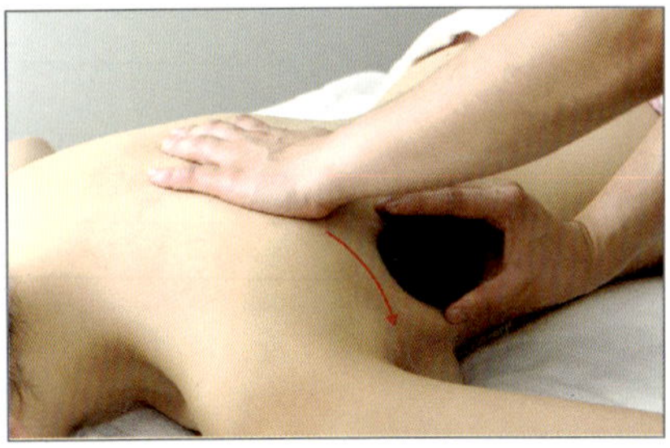

(15) 등 – 원스톤 사이드 6

원스톤을 이용하여 고객의 측면에서 요방형근을 지긋하게 압박해 줍니다. 이때, 늑골 또는 장골능을 누르지 않도록 주의해 줍니다.

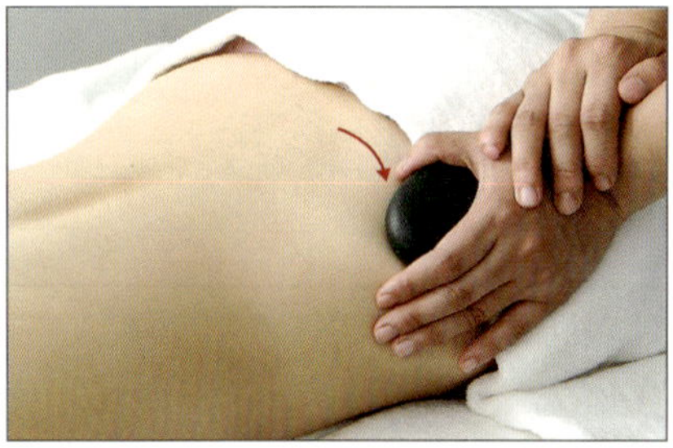

(16) 등 – 원스톤 사이드 7

원스톤을 이용하여 고객의 측면에서 둔부 전체를 둥글게 굴려준 뒤, 환도혈을 압박해 줍니다.

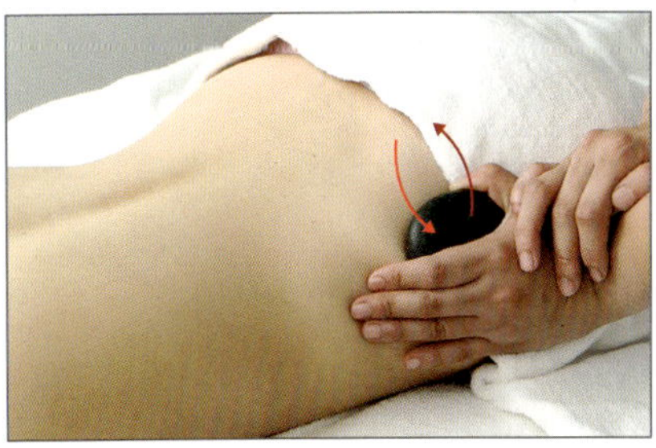

(17) 등 – 투스톤 페트리사지

투스톤을 이용하여 등 전체에 좌우, 상하로 페트리사지 동작을 해 줍니다. 스톤의 온도가 식을 때까지 반복해 줍니다.

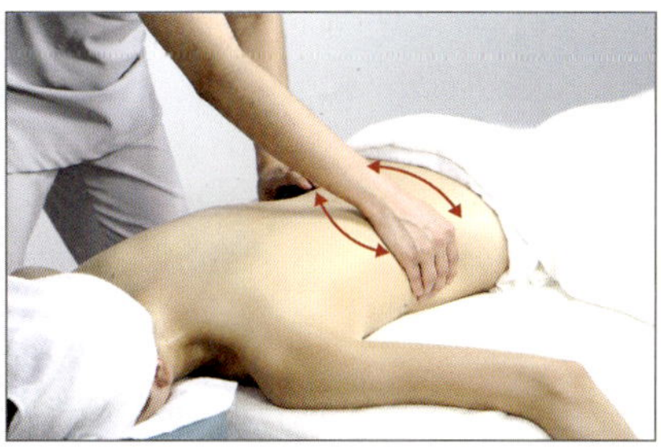

(18) 팔 – 오일도포

고객의 팔을 베드 위로 올린 뒤 팔 전체에 오일을 도포해 줍니다.

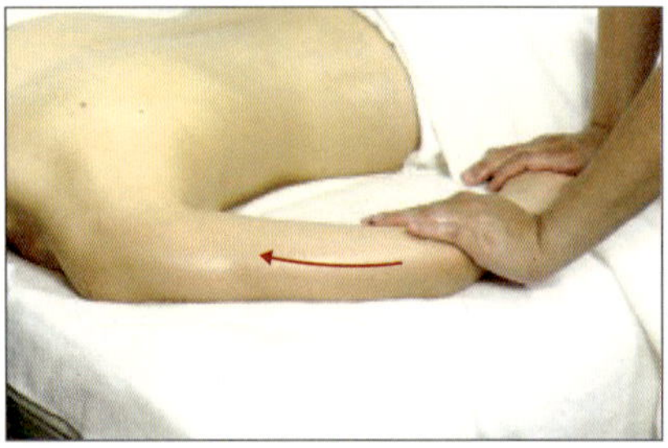

(19) 팔 – 원스톤 1

원스톤을 이용하여 상완에 ① 밀어주기 ② 굴려주기 동작을 해 줍니다.

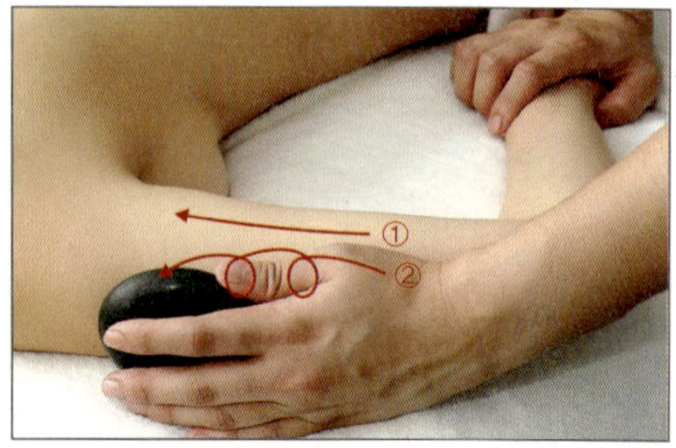

(20) 팔 – 원스톤 2

원스톤을 이용하여 전완부분에 ① 밀어주기 ② 굴려주기 동작을 해 줍니다.

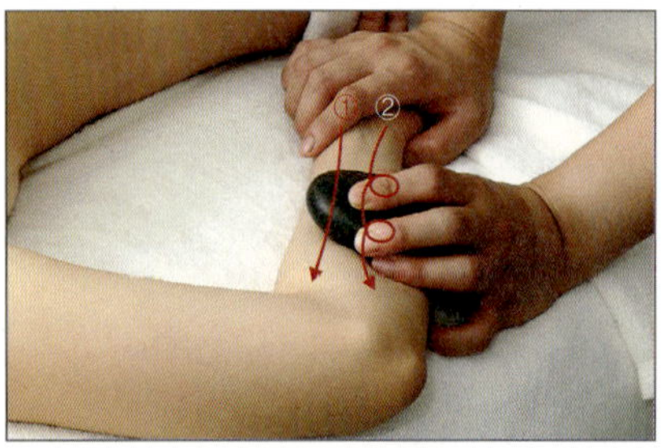

(21) 팔 – 원스톤 3

원스톤을 이용하여 손바닥부터 손가락 끝까지 플러싱 동작을 해 줍니다.

* (10)~(21)번까지 연결 동작으로 반대쪽도 동일하게 진행해 줍니다.

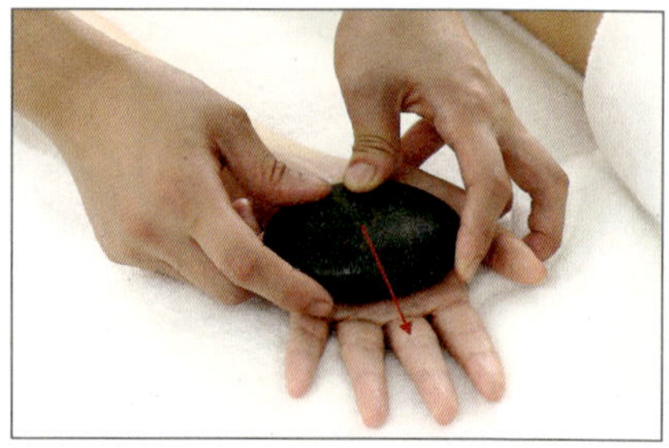

(22) 경부 & 어깨 – 원스톤 1

고객의 머리 위로 올라와 원스톤의 가장자리를 이용하여 승모근 상부부터 후두부에 밀어주기, 당겨주기 방법으로 엣징 동작을 해 줍니다. 반대쪽도 동일하게 진행한 뒤 스톤의 넓은 면을 사용하여 다시 한 번 반복해 줍니다.

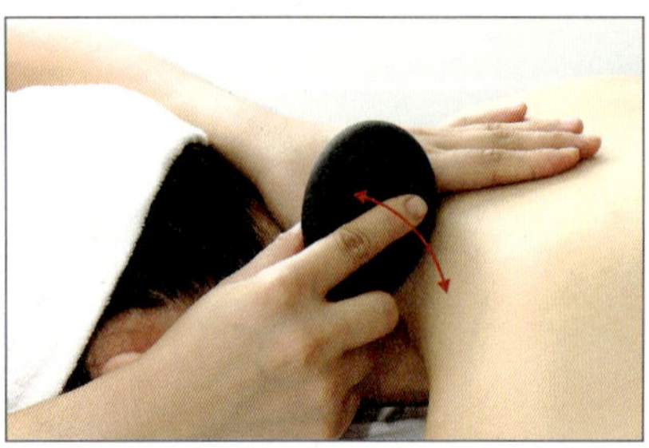

(23) 경부 & 어깨 – 원스톤 2

원스톤의 가장자리를 이용하여 능형근에 밀어주기, 당겨주기 방법으로 엣징 동작을 해 줍니다. 반대쪽도 동일하게 진행해 줍니다.

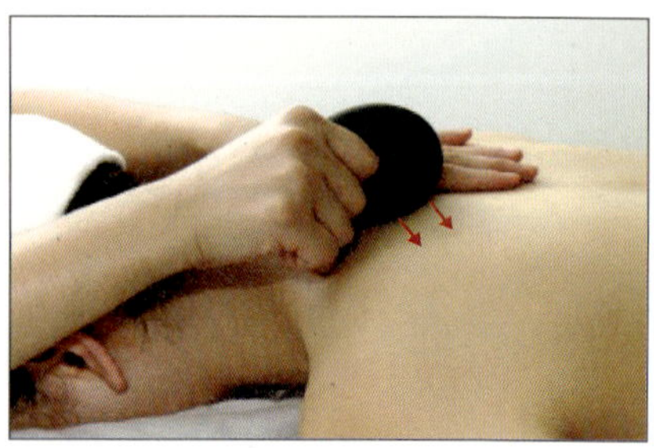

(24) 경부 & 어깨 - 투스톤 1

투스톤의 가장자리를 이용하여 승모근 상부부터 후두부에 밀어주기, 당겨주기 방법으로 엣징동작을 한 뒤, 스톤의 넓은 면을 이용하여 동일하게 진행해 줍니다.

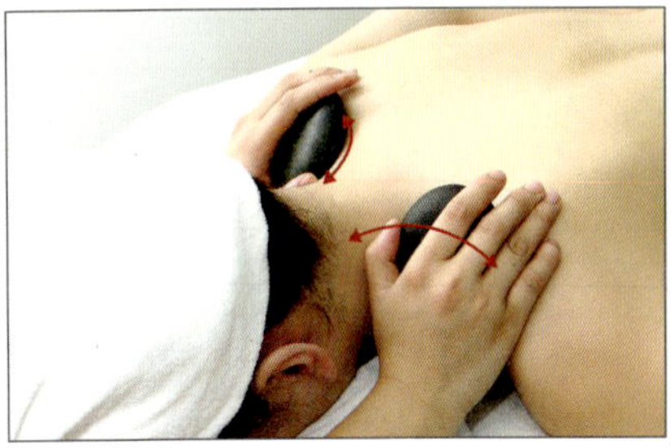

(25) 경부 & 어깨 - 투스톤 2

투스톤의 가장자리를 이용하여 능형근에 밀어주기, 당겨주기 방법으로 엣징 동작을 해 줍니다.

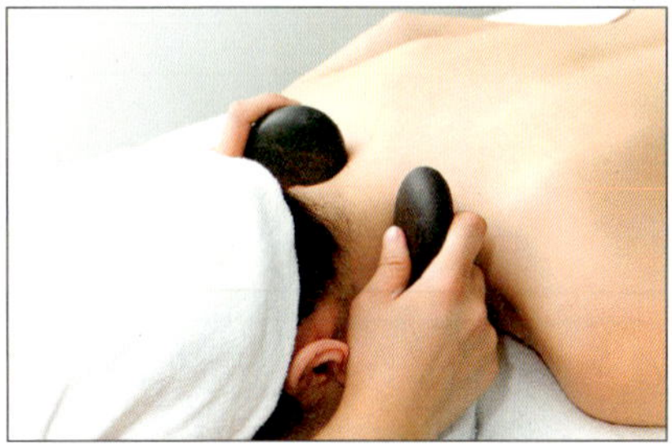

(26) 경부 & 어깨 - 투스톤 3

투스톤의 가장자리를 이용하여 사각근과 후두근에 엣징 동작을 해 줍니다.

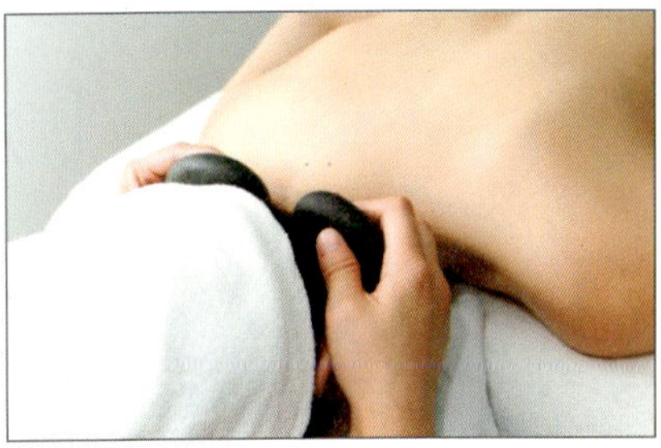

(27) 경부 & 어깨 - 투스톤 4

투스톤의 넓은 면을 이용하여 ① 경부와 승모근, ② 능형근에 쓰다듬기 동작을 해 줍니다.

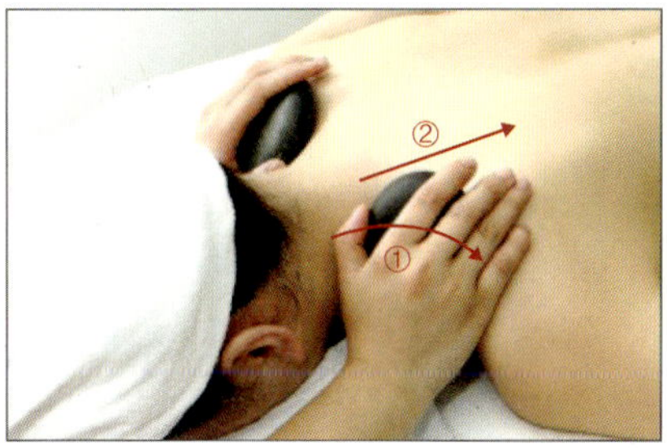

(28) 등 쓰다듬기

투스톤의 넓은면을 이용하여 ① 기립근 → ② 광배근 → ③ 상완 → ④ 후두의 순서로 전체 쓰다듬기 동작을 해 줍니다. 등 전체에 따뜻한 온도를 전해주며, 스톤의 온도가 식을 때까지 반복하여 진행해 줍니다.

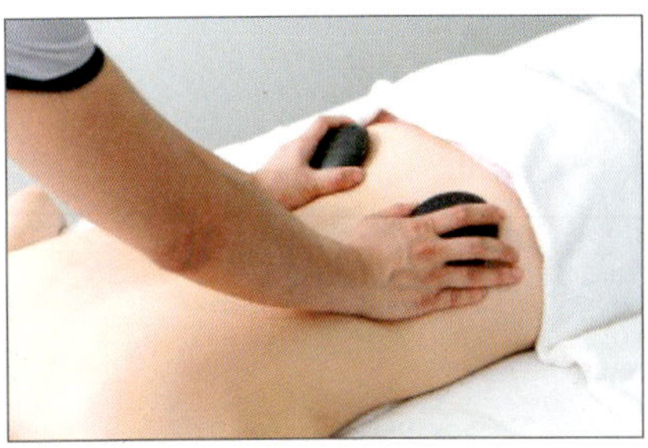

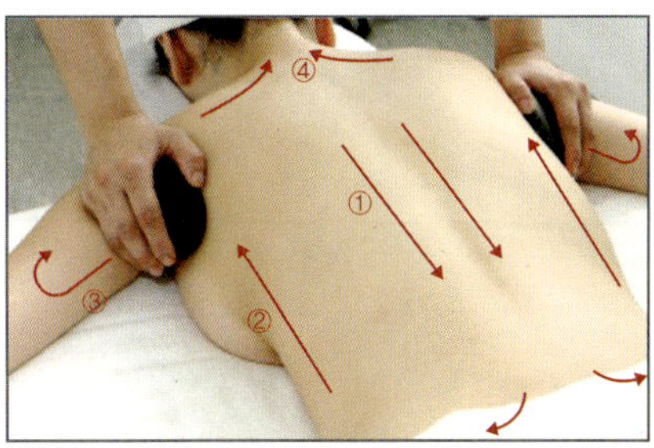

6. 핫 스톤 터치(Hot Stone Touch) 후면 하체

(1) 오일도포

양 손바닥을 이용하여 하지 후면에 오일을 도포해 줍니다.

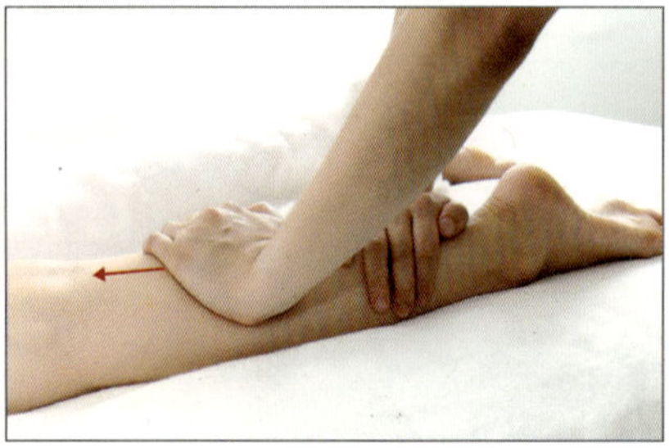

(2) 하지후면 – 열전도 1

원스톤을 이용하여 스톤의 온도를 하지 전체에 전달해 줍니다.

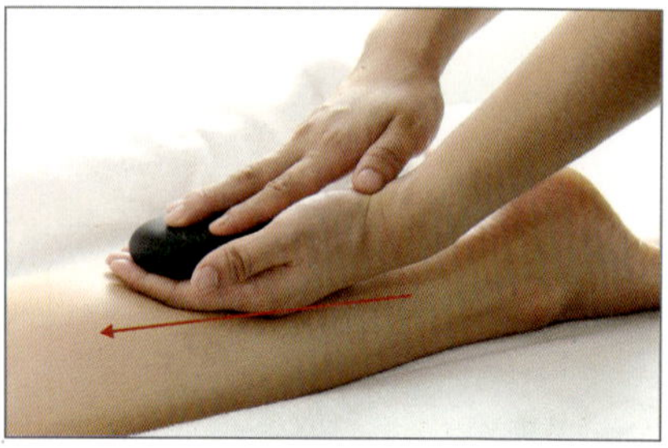

(3) 하지후면 – 열전도 2

투스톤을 이용하여 스톤의 온도를 하지 전체에 전달해 줍니다.

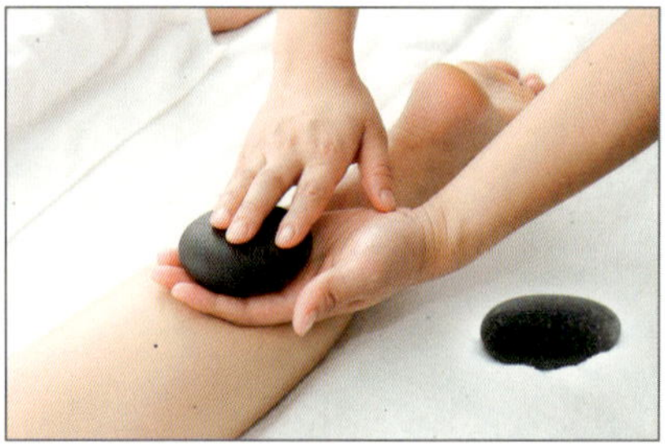

(4) 하지후면 – 원스톤 1

원스톤을 이용하여 스톤의 가장자리로 온도를 체크해 줍니다.

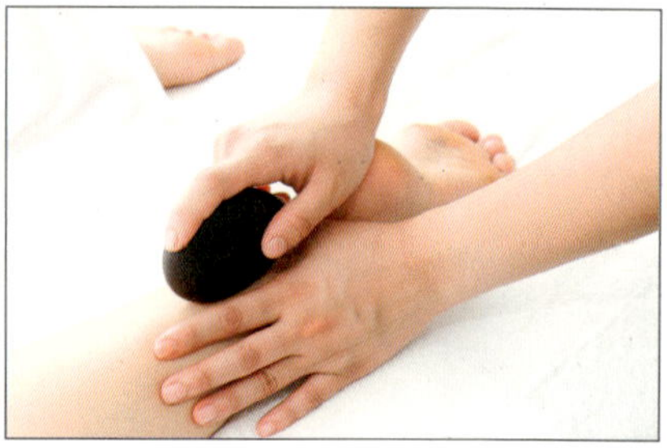

(5) 하지후면 – 원스톤 2

원스톤을 이용하여 스톤의 각도를 조금 눕혀 쓸어올리기 동작을 해 줍니다.

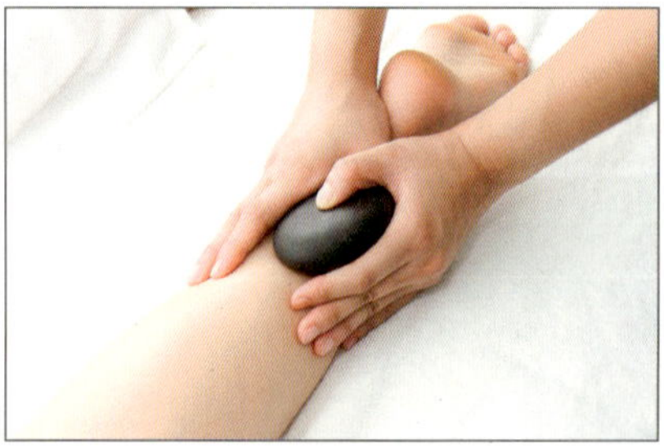

(6) 하지후면 – 원스톤 3

원스톤을 이용하여 스톤의 넓은 면으로 쓸어올리기 동작을 해 줍니다.

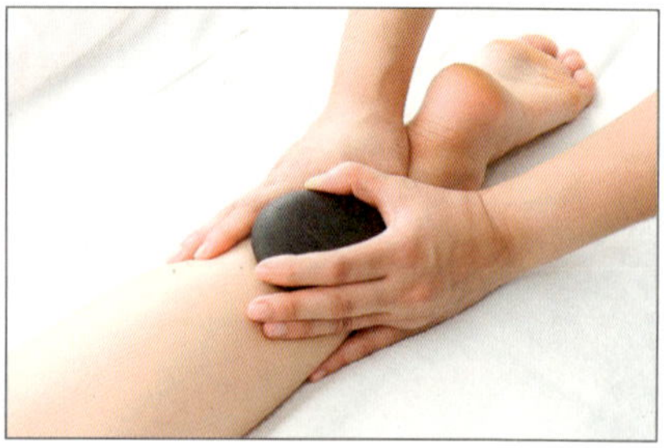

(7) 하지후면 – 원스톤 4

원스톤을 이용하여 비복근, 대퇴부를 안에서 바깥쪽으로, 바깥쪽에서 안쪽으로 굴려준다. 스톤의 온도가 식을 때까지 여러 번 반복하여 진행해 줍니다.

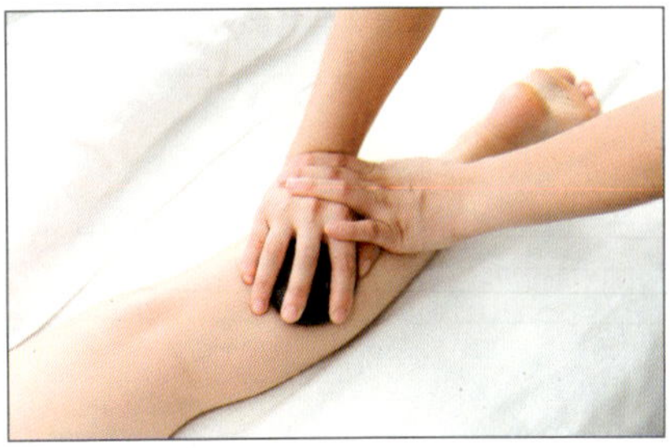

(8) 하지후면 – 투스톤 1

투스톤을 이용하여 스톤의 가장자리로 온도를 체크해 줍니다.

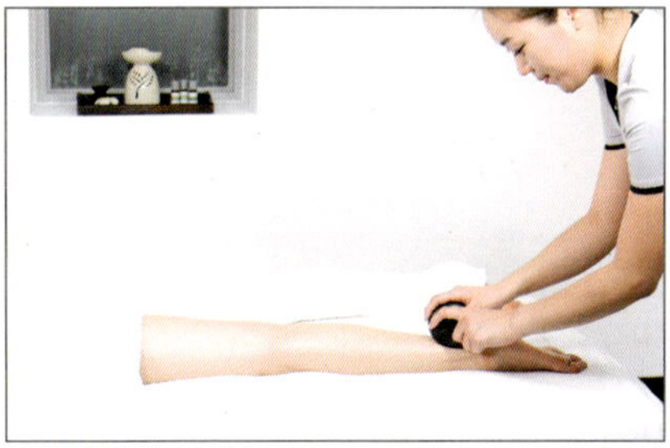

(9) 하지후면 – 투스톤 2

투스톤을 이용하여 스톤의 각도를 조금 눕혀 쓸어올리기 동작을 해 줍니다.

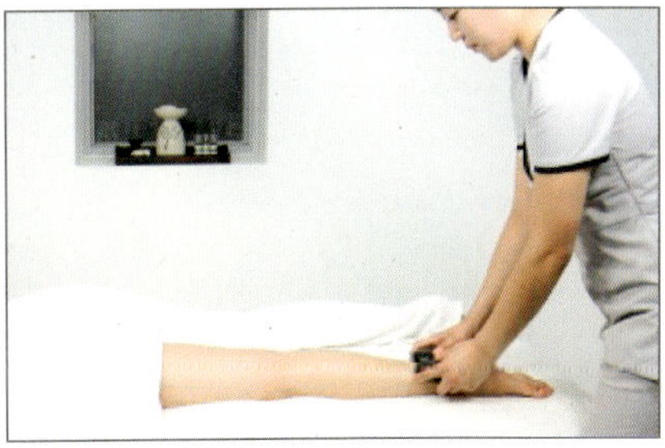

(10) 하지후면 – 투스톤 3

투스톤을 이용하여 스톤의 넓은 면으로 쓸어올리기 동작을 해 줍니다.

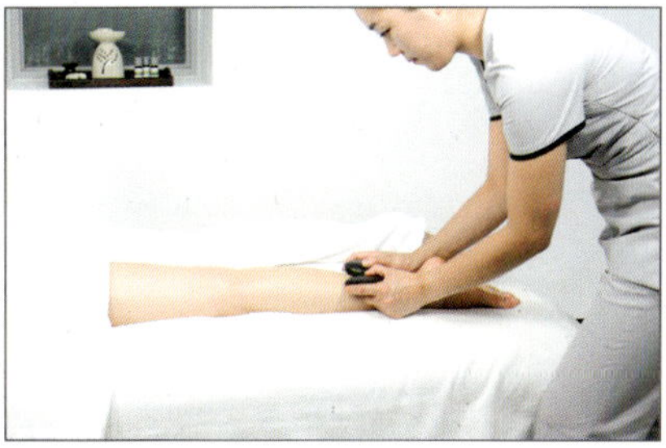

(11) 하지후면 – 투스톤 4

투스톤을 이용하여 스톤의 넓은 면으로 사과 쪼개기 동작을 해 줍니다. 천천히 진행하며 스톤을 돌려가며 사용해 줍니다.

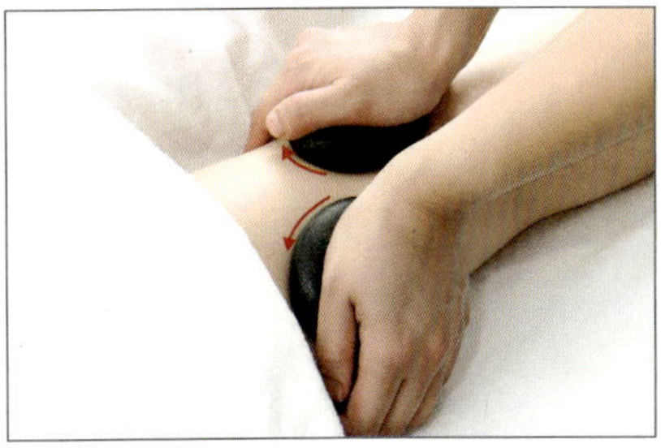

(12) 하지후면 – 투스톤 5

투스톤을 이용하여 스톤의 넓은 면으로 하지 전체를 페트리사지 해줍니다.

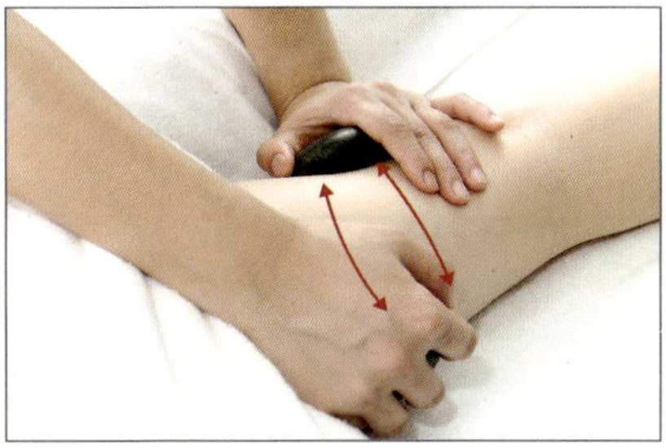

(13) 하지후면 - 투스톤 6

투스톤을 이용하여 스톤의 넓은 면으로 하지 전체에 쓸어올리기 동작을 해 줍니다. 하지 전체에 충분한 열이 전달이 되도록 여러 번 반복해 줍니다.

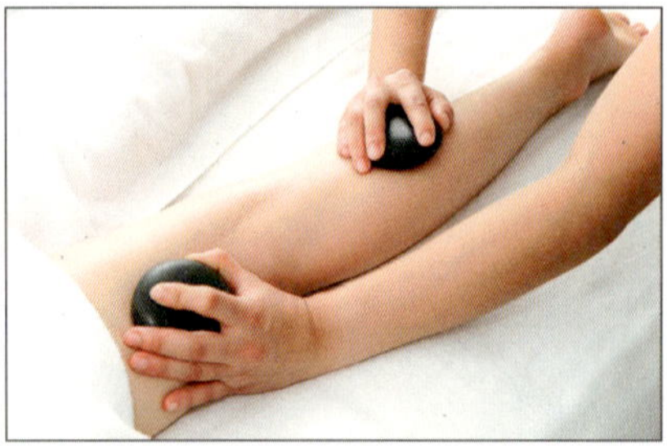

(14) 하지후면 - 발바닥

원스톤 또는 투스톤을 이용하여 발바닥, 발가락에서 끝까지 열을 전달해 줍니다.

* (1)~(14)번까지 연결 동작으로 반대쪽도 동일하게 진행해 줍니다.

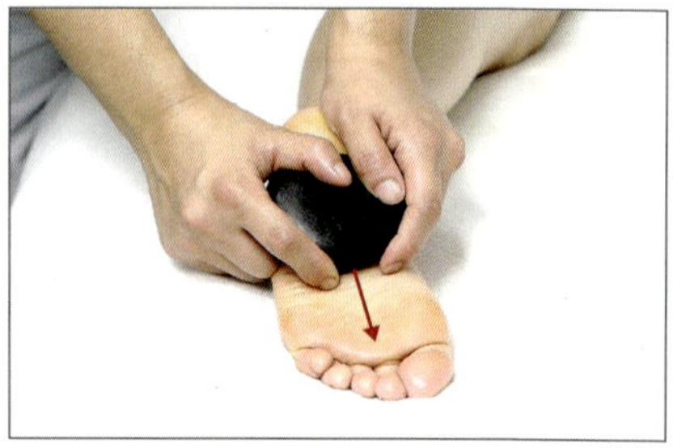

7. 핫 스톤 터치 (Hot Stone Touch) 전면 하체

(1) 오일도포

양 손바닥을 이용하여 하지 전면에 오일을 도포해 줍니다.

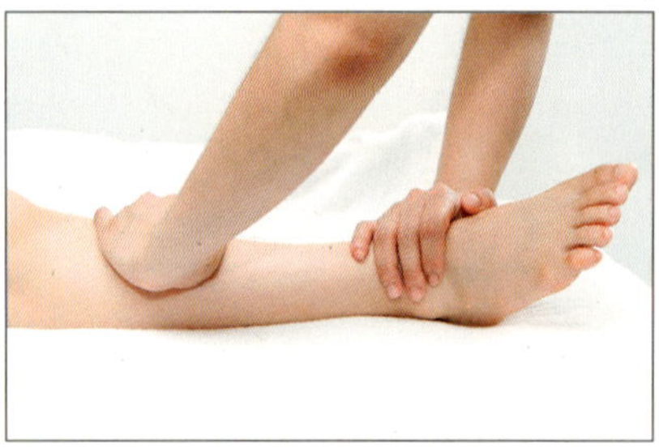

(2) 하지전면 - 열전도 1

원스톤을 이용하여 스톤의 온도를 하지 전체에 전달해 줍니다.

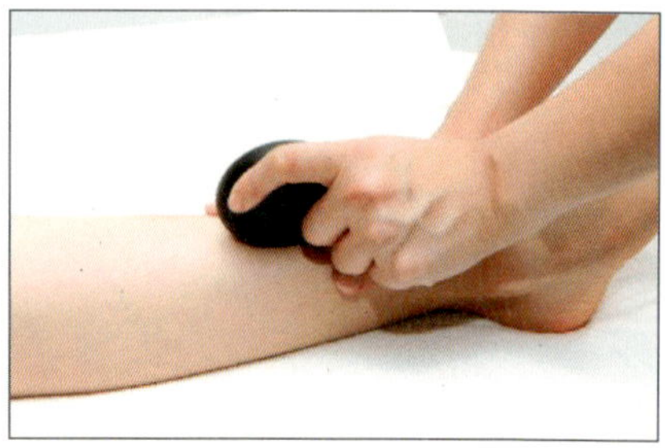

(3) 하지전면 - 열전도 2

투스톤을 이용하여 스톤의 온도를 하지 전체에 전달해 줍니다.

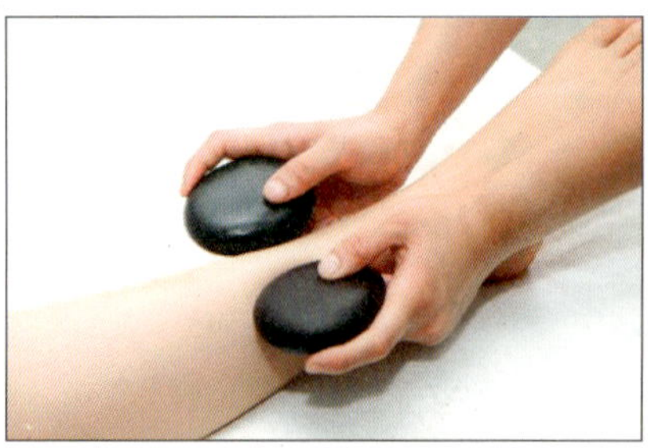

(4) 하지전면 - 원스톤 1

원스톤을 이용하여 스톤의 가장자리로 온도를 체크해 줍니다.

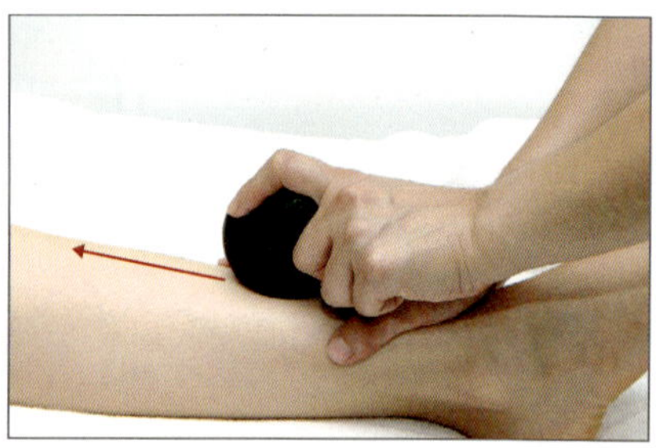

(5) 하지전면 – 원스톤 2

원스톤을 이용하여 스톤의 각도를 조금 눕혀 쓸어올리기 동작을 해 줍니다.

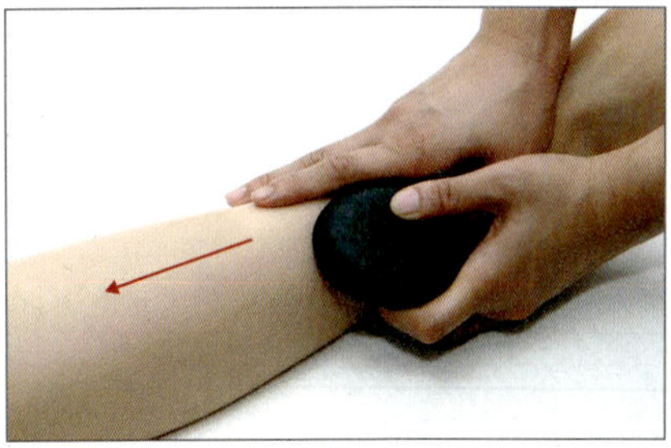

(6) 하지전면 – 원스톤 3

원스톤을 이용하여 스톤의 넓은 면으로 쓸어 올리기 동작을 해 줍니다.

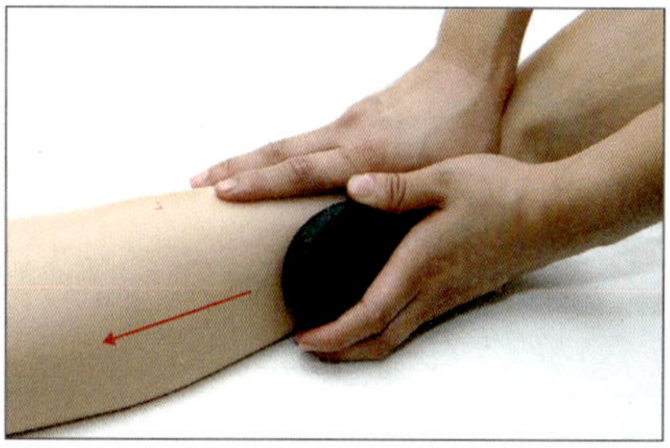

(7) 하지전면 – 투스톤 1

투스톤을 이용하여 스톤의 가장자리로 온도를 체크해 줍니다.

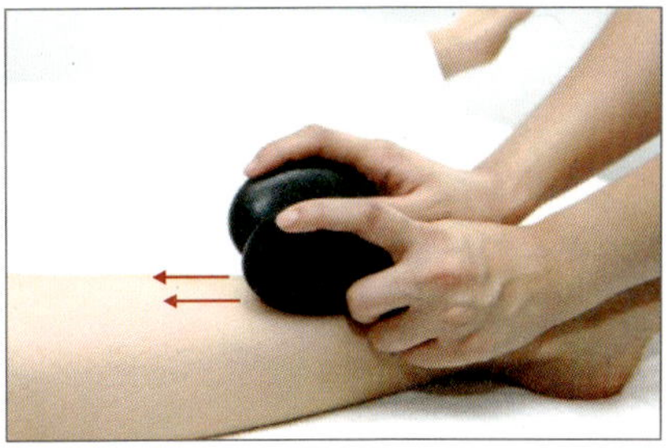

(8) 하지전면 – 투스톤 2

투스톤을 이용하여 스톤의 각도를 조금 눕혀 쓸어올리기 동작을 해 줍니다.

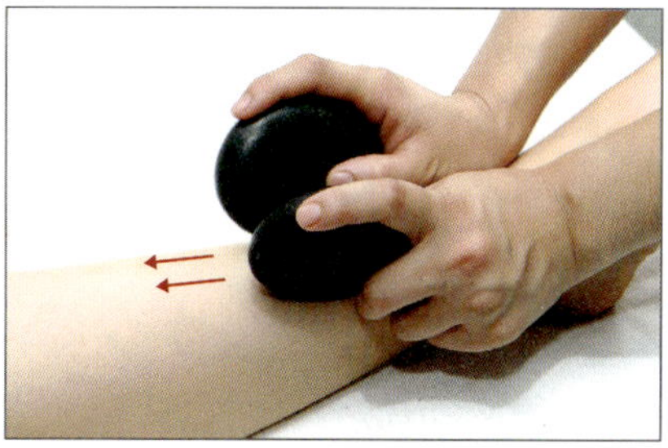

(9) 하지전면 – 투스톤 3

투스톤을 이용하여 스톤의 넓은 면으로 쓸어 올리기 동작을 해 줍니다.

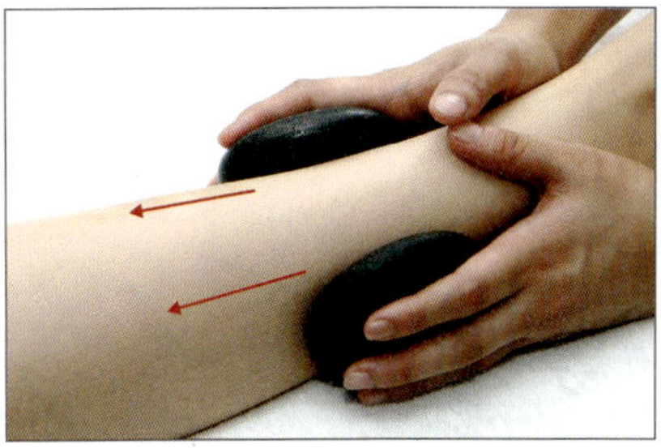

(10) 하지전면 – 투스톤 4

투스톤을 이용하여 스톤의 넓은 면으로 페트리사지 동작을 해 줍니다.

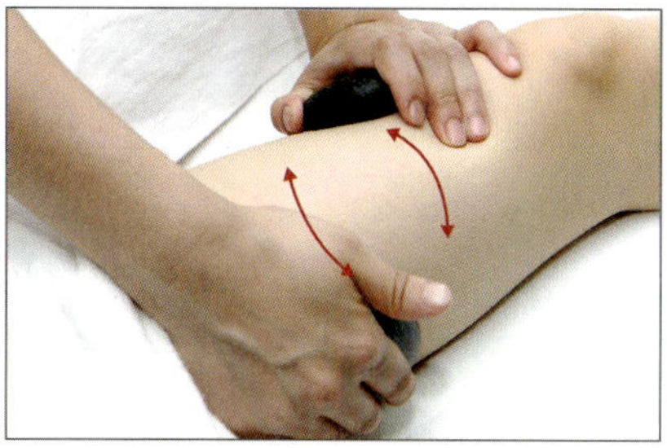

(11) 하지전면 – 투스톤 5

투스톤을 이용하여 스톤의 넓은 면으로 사과 쪼개기 동작을 해 줍니다.

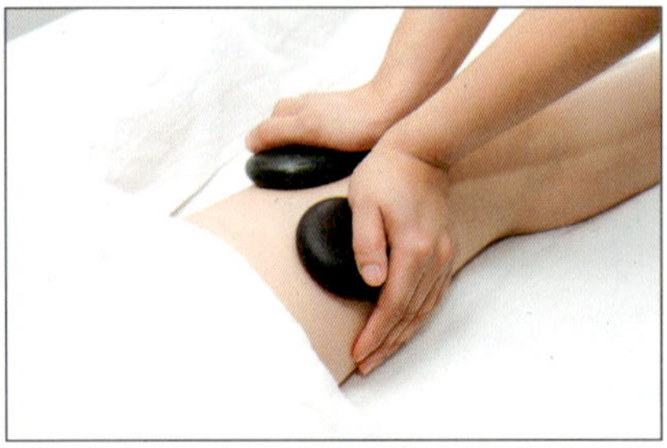

(12) 하지내측면 – 내전근 1

고객의 다리를 옆으로 돌린 뒤, 원스톤을 이용하여 ① 굴려주기와 ② 쓸어주기 동작을 해 줍니다.

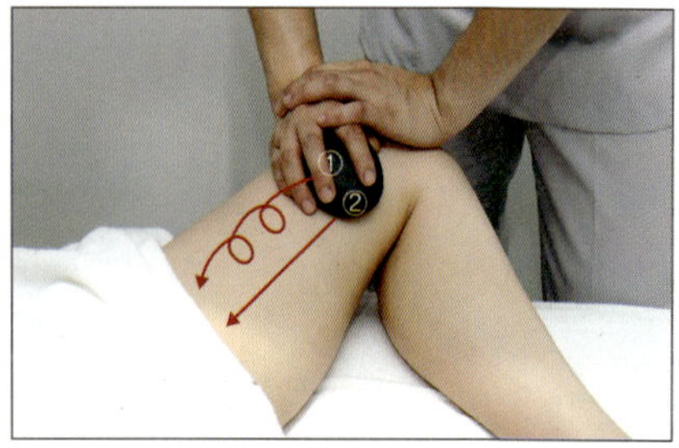

(13) 하지내측면 – 내전근 2

투스톤을 이용하여 스톤의 넓은 면으로 페트리사지 동작을 해 줍니다. 스톤의 온도가 식을 때까지 여러 번 반복해 줍니다.

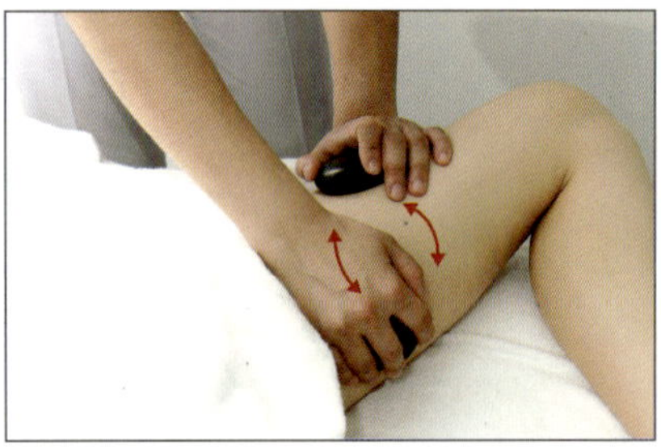

(14) 하지전면 쓰다듬기

고객의 다리를 정면으로 놓은 뒤, 양 손바닥을 이용하여 하지 전체를 쓸어주기 동작으로 마무리해 줍니다.

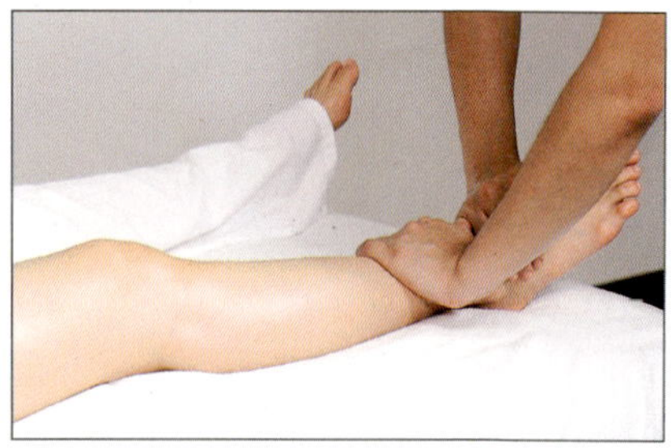

(15) 하지전면 – 발가락 1

토우스톤을 이용하여 발등 중수골 사이사이를 파주듯이 엣징 동작을 해 줍니다.

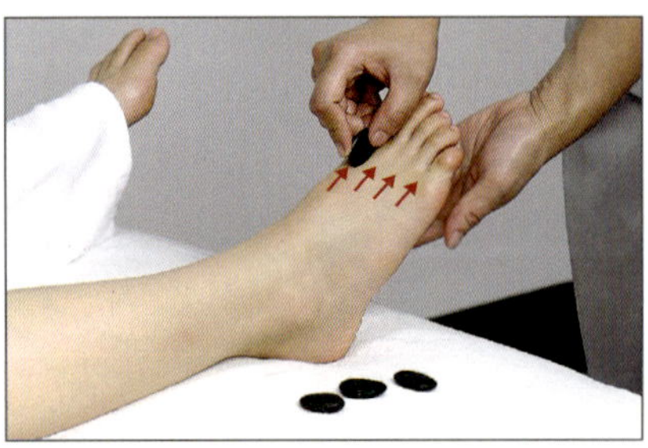

* (1)~(15)번까지 반대쪽도 동일하게 진행해 줍니다.

(16) 하지전면 – 발가락 2

토우스톤을 발가락 사이에 끼워줍니다.

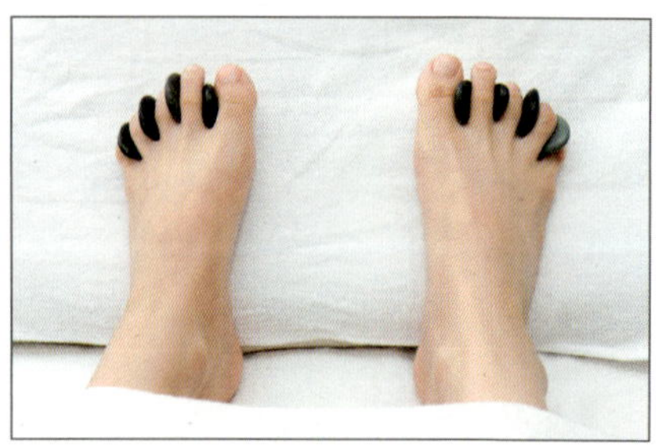

8. 핫 스톤 터치 (Hot Stone Touch) 복부

(1) 오일도포

양 손바닥을 이용하여 복부에 오일을 도포해 줍니다.

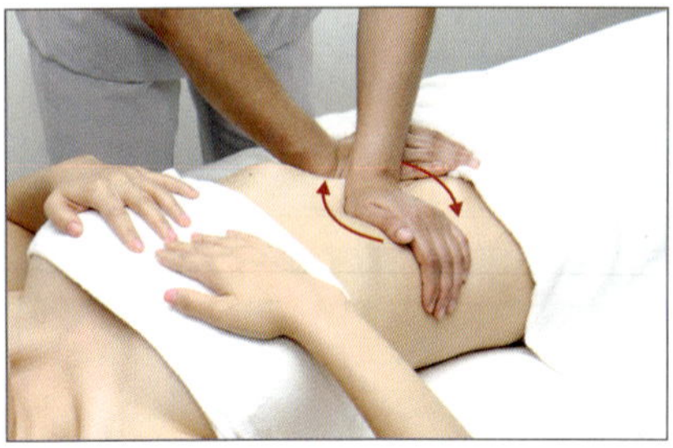

(2) 열전도 1

원스톤을 이용하여 스톤의 온도를 복부 전체에 전달해 줍니다.

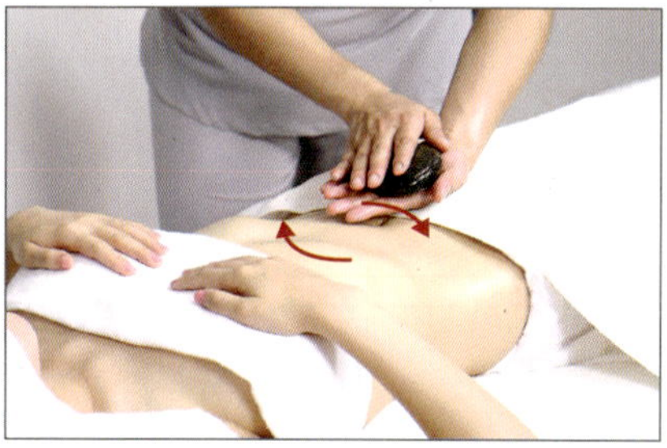

(3) 열전도 2

투스톤을 이용하여 스톤의 온도를 복부 전체에 전달해 줍니다.

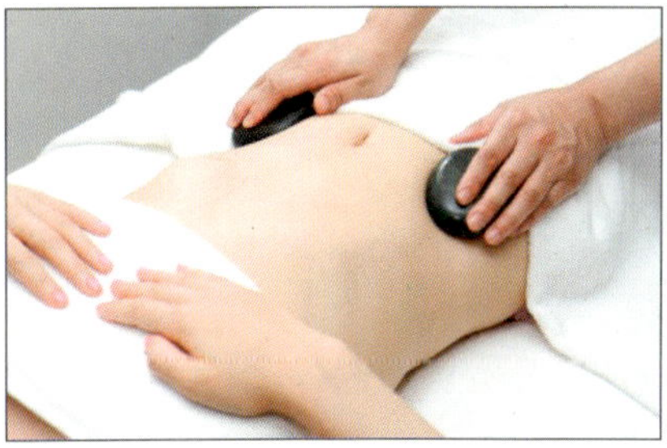

(4) 복부 – 원스톤 1

원스톤을 이용하여 스톤의 가장자리로 배꼽을 중심으로 돌려주며 온도를 체크해 줍니다.

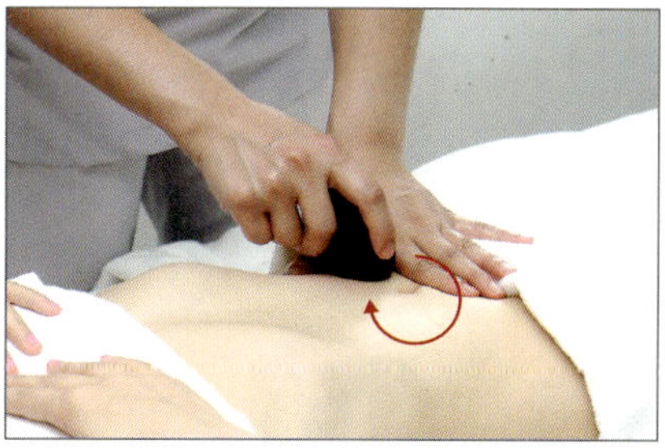

(5) 복부 – 원스톤 2

원스톤을 이용하여 스톤의 각도를 조금 눕혀 배꼽을 중심으로 돌려주기 동작을 해 줍니다.

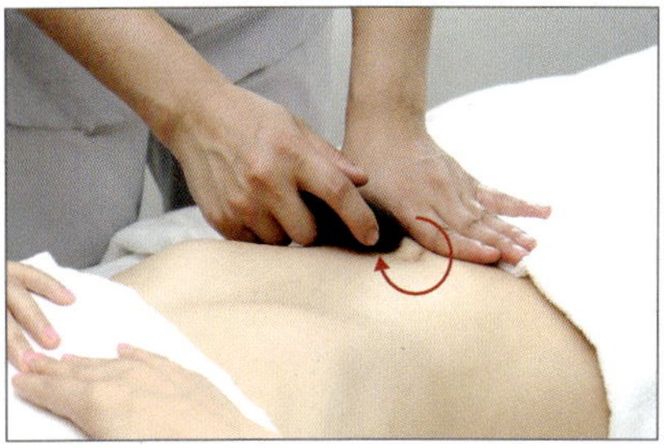

(6) 복부 – 원스톤 3

원스톤을 이용하여 스톤의 넓은 면으로 배꼽을 중심으로 돌려주기 동작을 해 줍니다. 스톤의 온도가 식을때까지 여러 번 반복해 줍니다.

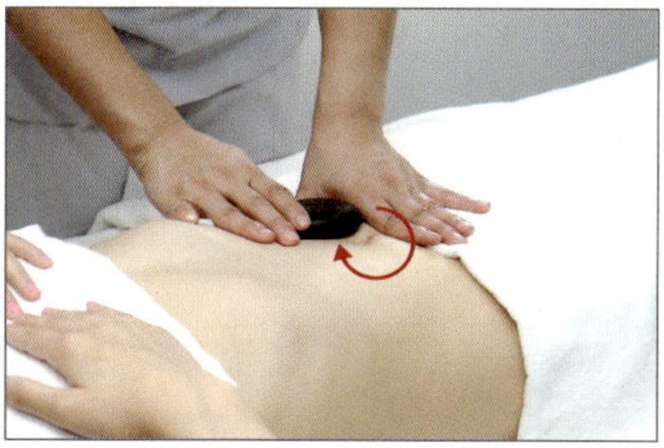

(7) 복부 - 원스톤 4

스톤을 이용하여 스톤의 넓은 면으로 배꼽을 중심으로 돌려주며 압박해 줍니다.

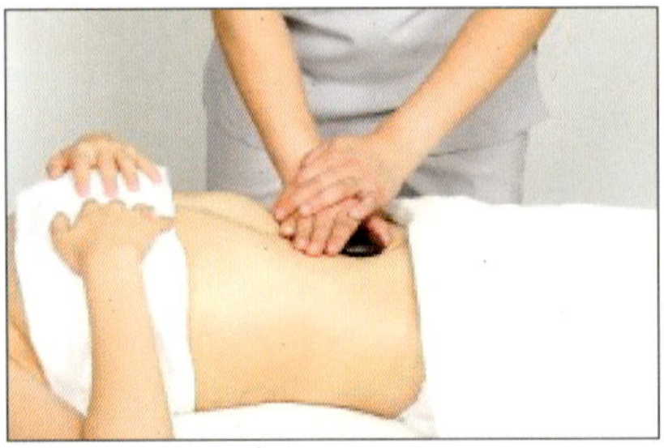

(8) 복부 - 투스톤 1

투스톤을 이용하여 횡격막 라인을 파주듯 쓸어줍니다.

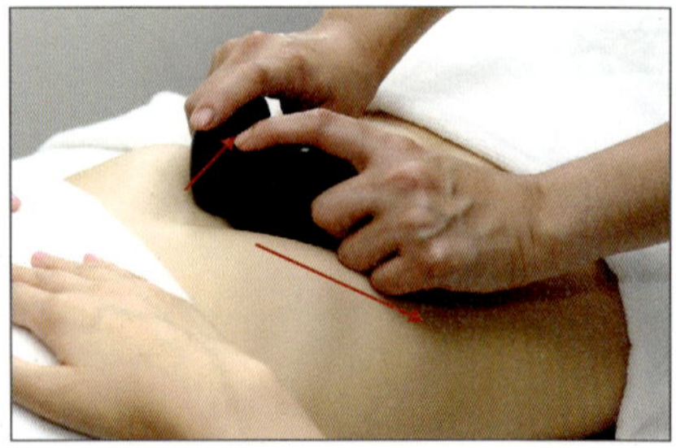

(9) 복부 - 투스톤 2

투스톤을 이용하여 스톤의 넓은 면으로 장골능 라인에 쓸어올리기 동작을 해 줍니다.

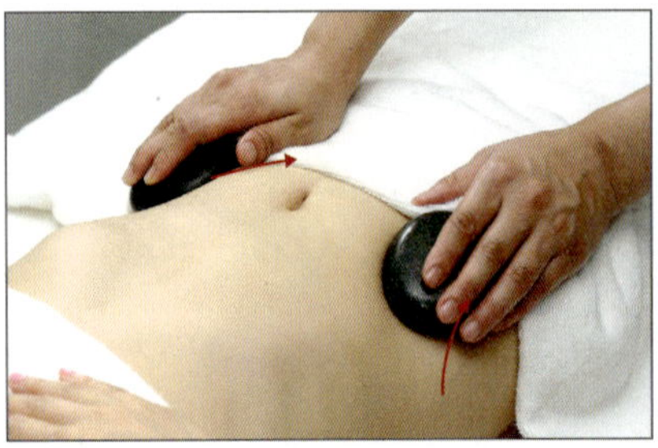

(10) 복부 - 투스톤 3

투스톤의 넓은 면을 이용하여 배꼽을 중심으로 돌려주기 동작을 해 줍니다. 스톤의 온도가 식을 때까지 여러 번 반복해 줍니다.

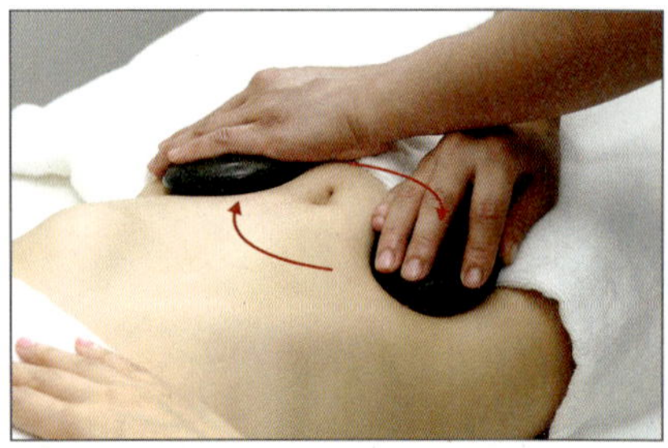

(11) 복부 - 투스톤 4

투스톤을 이용하여 스톤의 넓은 면으로 좌우, 상하 페트리사지 동작을 해 줍니다.

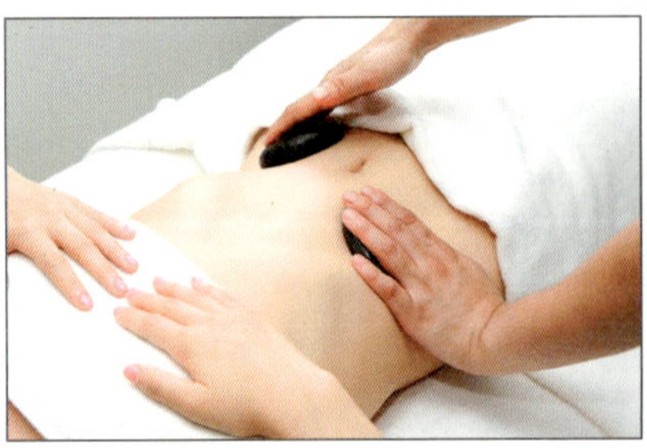

(12) 복부 쓰다듬기

복부 전체를 감싸듯이 마무리해 줍니다.

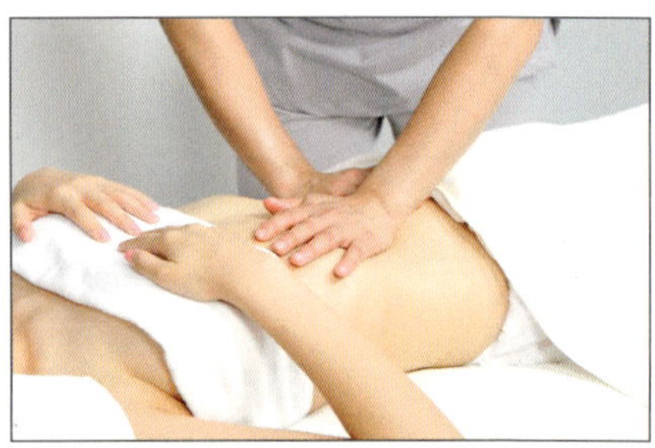

REFERENCE

참고문헌

- 강신옥 외, "살롱 트리트먼트", 훈민사, 2004.
- James H. Clay, "클리니컬 마사지", 영문출판사, 2004.
- Frederic Delavier, "New 근육운동 가이드", 삼호미디어, 2006.
- Carol Manheim, "도해 근막이완술", 영문출판사, 2006.
- Mary Beth Braun, "DVD로 배우는 마사지개론", 영문출판사, 2007.
- Mark F. Beck, "치료 마사지 (이론과 실무)", 메디시언, 2008.
- Mark F. Beck, "마사지 테라피 (이론과 실무)", 메디시언, 2008.
- Frederic Delavier, Michael Gundill, "아나토미 복근 트레이닝", 삼호미디어, 2011.
- Frederic Delavier, Michael Gundill, "아나토미 스트레칭 가이드", 삼호미디어, 2011.
- 박동호, "마사지 앤 보디워크", 일진사, 2011.
- http://www.spaevidence.com/spaevidence
- http://www.spatherapy.com
- http://spas.about.com/od/massage/u/spaservices
- http://www.spafinder.com/

REFERENCE

INDEX

찾아보기

ㄱ

가자미근(Soleus muscle) / 56
건습작용 / 83
검은색 돌 / 89
게리아트릭 마사지 / 26
견정 / 32, 49
경락 마사지 / 19, 94
경락(經絡) / 30
경맥(經脈) / 30
경판상근(Splenius cervicis muscle) / 47
경혈(經血) / 30
고대 치료요법(Healing Therapy) / 79
골격 시스템의 에너지 / 19
광배근(Latissimus dorsi muscle) / 53
극하근(Infraspinatus) / 43
근육계 / 70
글라이딩 (Gliding) / 92
긴장완화 / 38

ㄴ

낙맥(洛脈) / 30
냉습포 / 16
뉴로머스큘러 테라피 / 26
능형근(Rhomboid muscle) / 48

ㄷ

다열근(Multifidus muscle) / 50
단비골근(Peroneus brevis muscle) / 58
대리석(Marble) / 85
대장유 / 34, 51
대퇴사두근 / 42, 55
대흉근 (Pectoralis major muscle) / 62
독소배출 / 83
드레그 (Drag) / 69
디톡스&릭렉스 (Detox & Relax) / 93
딥티슈 마사지 / 23
딥티슈층(Deep Tissue Layer) / 23
따스한 돌 (Warm Stone) / 89
뜨거운 돌 (Hot Stone) / 90

ㄹ

라스톤 테라피 / 20, 81
랜드 (Land) / 69
로미로미(Lomi Lomi) / 18
롤핑(Rolfing) / 26
림프 드레나쥐 / 22
림프 마사지 (Lymph massage) / 94

INDEX

ㅁ

마사지테라피 / 14
메디컬 마사지(Medical Massage) / 25
면역증강 / 38

ㅂ

바이브레이션(Vibration-흔들기) / 68
발레리나의 근육 / 41
발리니스 마사지(Baliness Massage) / 18
발반사요법(Reflexology) / 24
백회 / 31, 44
백회혈 / 31
뱀부 테라피(Bamboo Therapy) / 24
베드 세팅 / 10
변성암(Metamorphic) / 85
보웬 테크닉(Bowen Technique) / 25
복부 / 60, 77
복서의 근육(boxer's muscle) / 43
복직근 (Rectus abdominis muscle) / 60
브리마 바디워크(Breema Bodywork) / 24
비복근(Gastrocnemius muscle) / 41
뼈 에너지 / 19

ㅅ

산림욕 / 22
산전/산후 마사지 / 21
상완삼두근(Triceps brachii muscle) / 43
상완이두근 (Biceps brachii muscle) / 61
세포조직 활성화 / 83
셀프 마사지 (Self massage) / 94
수성암(Sedimentary) / 84
수영 선수 근육(swimmer's muscle) / 53
수치료(Hydro Therapy) / 81
숙성작용 / 83
순환계 / 69
쉘 테라피(Shell Therapy) / 20
스웨디쉬 마사지 / 18
스톤 (Stone) 세척 / 91
스톤 테라피(Stone Therapy) / 79
스톤의 색 / 89
스톤의 온도 / 89
스톤히터 / 90
스트라이핑 기법 / 23

스트레스 / 84
스트레칭(Stretching-이완) / 59, 68
스파우(SPAU) / 6
스파코스메틱 / 10
스파테라피스트 / 11
스포츠 마사지 / 23, 94
스피닝 (Spininig) / 92
습식마사지 / 67
승모근(Trapezius muscle) / 47
시아추(Shiatsu) / 17, 36
신경계 / 70
신체의 전면 / 39
신체의 후면 / 40
싱크 (Sinke) / 69

ㅇ

아로마 테라피 / 22
아시안 터치(Asian Touch) / 29
아이스티 / 10, 11
알렉산더 테크닉 / 25
알로하 마사지 / 18
양릉천 / 57
얼굴 마사지 (Face massage) / 94
얼린 돌 (Iced Stone) / 90
에플라지(Effleurage-경찰법) / 68
엣징 (Edging) / 92
오리지널 스톤 테라피 / 93
온열 요법(테르모 테라피) / 22
온열작용 / 83
온열치료(Thermo therapy) / 81
옷걸이 근육(coat hanger muscle) / 47
요방형근 / 50
운동효과 / 38
웜 스톤 터치 (Warm Stone Touch) / 95
웜 스톤 테라피 / 93
웜티 / 10, 11
웰컴티 / 10, 11
유럽피안 터치 / 66, 67
유아 마사지(Infant Massage) / 25
유연성 증가 / 38
이그짓 (Exit) / 69
이상근(Piriformis muscle) / 59
인디언 헤드마사지 / 20
임산부 마사지 / 94

ㅈ

자성작용 / 83
장기수기요법 / 27
장비골근(Peroneus longus muscle) / 57
전면 가슴 / 62
전면 목 / 63
전면 팔 / 61
전면 하체 / 57, 75
전사각근 / 64
제로 발란싱(Zero Balancing) / 19
중사각근 / 64
중화작용 / 83
지압(Acupressure) / 17
지오더말 테라피 / 81

ㅊ

차가운 돌 (Cold Stone) / 90
참피(Champi) / 20
천종 / 33

천종혈 / 33
체내 독소배출 / 38
체어 마사지(Chair Massage) / 21
초록색 돌 / 89
츄보(Tsubo) / 36

ㅋ

카 후나 마사지 / 18
코쿠닝 (Cocooning) / 93
콜드 스톤(Cold Stone) / 82

ㅌ

타이마사지(Thai massage) / 17, 37
탑포트먼트(Tapotment-경타법) / 68
탭핑 (Tapping) / 92
터미널 클리어란스 / 93
통증 완화 / 84
통증감소 / 38
투이 나(Tui Na) / 19
트레거(Trager) / 26
트리거 포인트 / 26
트리거 포인트 이완 기법 / 23
트리거 포인트 테라피 / 26

ㅍ

페트리사지(Petrissage-유념법) / 68
펠덴크라이스(Feldenkrais) / 25
폐유 / 34, 51
풍지 / 32, 45
풍지혈 / 32
프레셔(Presser-누르기) / 68
프릭션(Friction-마찰법) / 68
플러싱 (Flushing) / 93
플리핑 (Flipping) / 92
피부 탄력 부여 / 84
피부계 / 70
피지오 워크 (Physio Work) / 93

ㅎ

하와이 마술사 마사지 / 18
핫 스톤(Hot Stone) / 82
해수 요법(탈라소 테라피) / 22
허브볼 테라피(Herb Ball Therapy) / 18
현무암(Basalt) / 84
화성암(Igneous) / 84
후두근(Occipital muscle) / 45
후면 상체 / 44
후면 이완 / 41
후면 하체 / 54, 74
후면상체 / 66
후사각근 (Scalenus posterior muscle) / 65
후크(Hook) / 69
흉쇄유돌근(SCM) / 63
흉최장근(Longissimus muscle) / 52
흰색 돌 / 89

INDEX

스파마사지
AESTETIC SPA MASSAGE

초판 발행 2014년 2월 25일
재판 발행 2020년 9월 10일

저 자 전미란 · 김선옥 · 김홍희 · 배유경 · 신연우 · 안선례
이귀영 · 이인희 · 장예선 · 정영애 · 조현준 · 현경화

펴낸곳 메디시인
발행인 주병오
주소 경기도 파주시 회동길 209
파주출판문화정보산업단지
전화 (031) 955-7566·7577
팩스 (031) 955-7730
이메일 jigupub@hanmail.net
등록번호 1979년 7월 13일 제 957호

ISBN 978-89-93033-76-2 값 20,000원

"수익금의 일부는 장애복지재단을 위해서 사용됩니다."

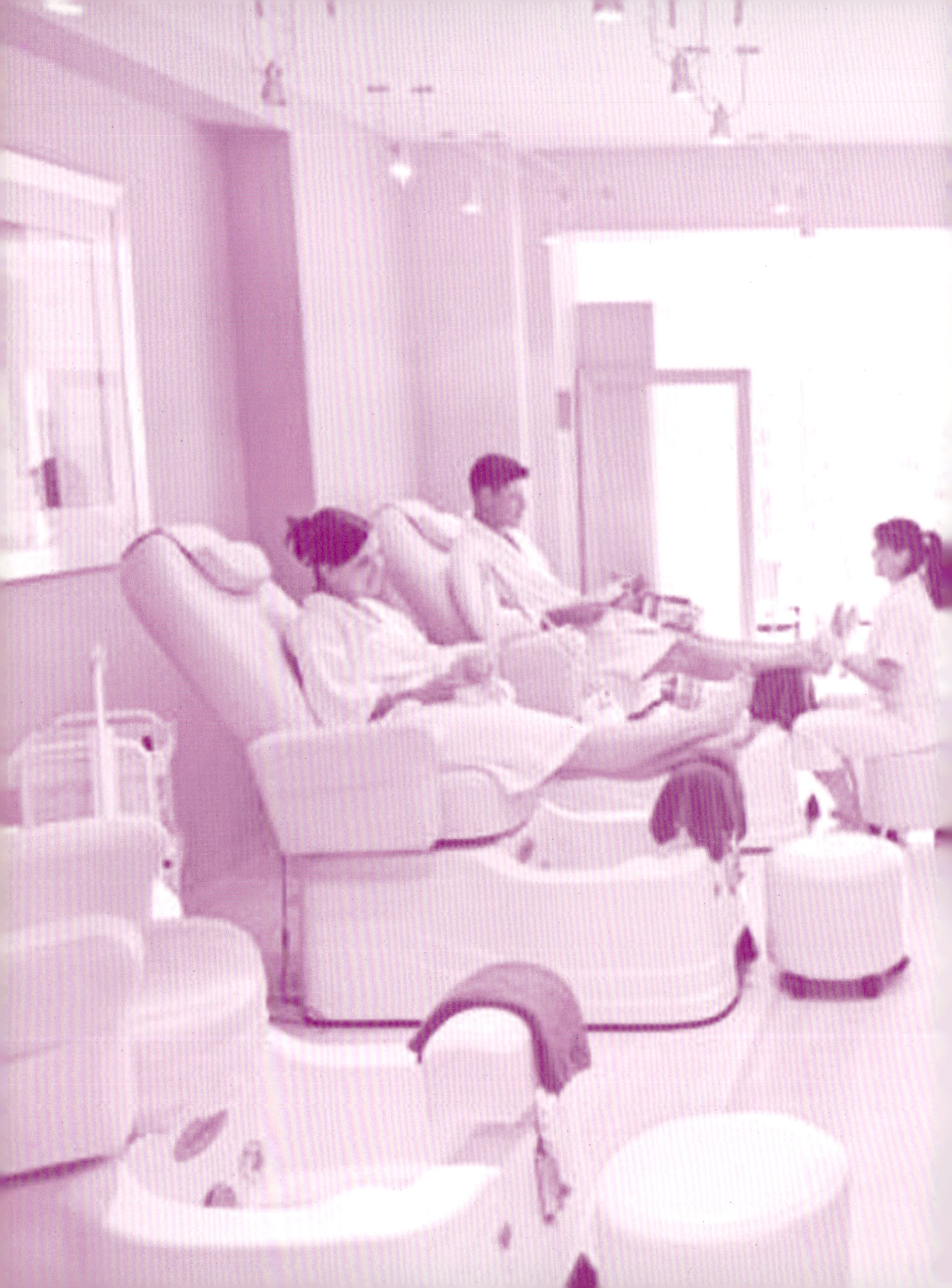

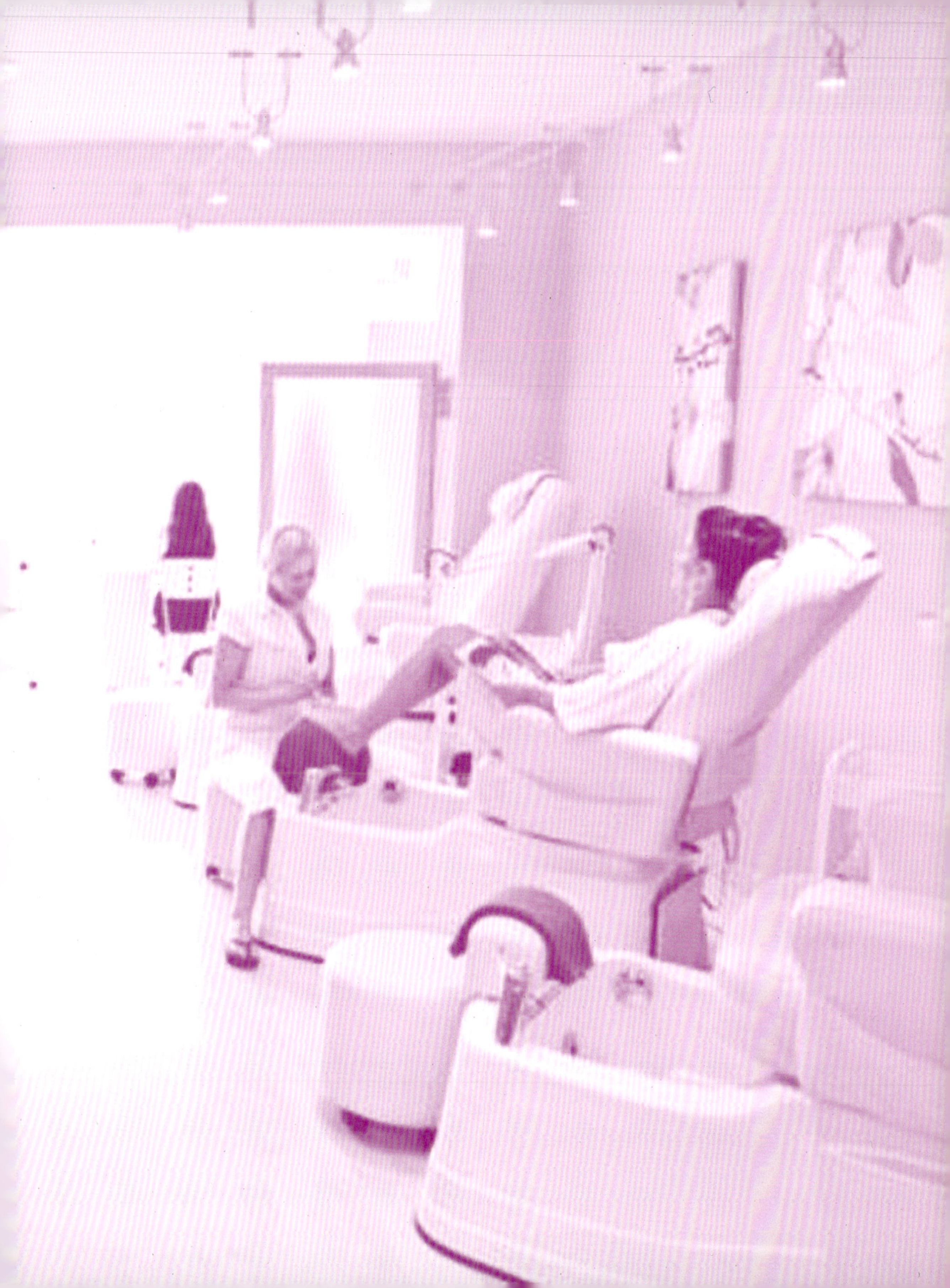